健康素养系列丛书

痛风防治常识

丛书主编　邹志江

丛书副主编　刘亦文　万德芝　王少臣

丛书编委　（按姓氏笔画顺序）

万　娟　万德芝　王少臣　卢小凡　付　恺

许乐为　刘亦文　邹志江　陈国安　吴寒冰

杨　冰　欧阳宗保　欧阳茜　张　莉　龚小平

黄迅前　曾庆勇　熊　丽　戴岳华　瞿　园

本书主编　熊　丽

本书副主编　王丽晶

江西科学技术出版社

图书在版编目(CIP)数据

痛风防治常识/熊丽主编.
——南昌:江西科学技术出版社,2016.7
ISBN 978-7-5390-5707-1

Ⅰ.①痛… Ⅱ.①熊… Ⅲ.①痛风-防治 Ⅳ.①R589.7

中国版本图书馆 CIP 数据核字(2016)第 131164 号
国际互联网(Internet)地址:http://www.jxkjcbs.com
选题序号:ZK2016143
图书代码:D16021-101

痛风防治常识

主编/熊丽

责任编辑/范春龙 滕柏文
出版发行/江西科学技术出版社
社址/南昌市蓼洲街 2 号附 1 号
邮编/330009 电话/(0791)86623491 86639342(传真)
经销/各地新华书店
印刷/江西千叶彩印有限公司
版次/2016 年 7 月第 1 版
2016 年 7 月第 1 次印刷
开本/787mm×1092mm 1/16 9.5 印张
字数/100 千字
书号/ISBN 978-7-5390-5707-1
定价/28.00 元
赣版权登字-03-2016-226
版权所有,侵权必究
(赣科版图书凡属印装错误,可向承印厂调换)

前　言

健康是促进人的全面发展的必然要求，是国家富强和人民幸福的重要标志。习近平总书记指出，没有全民健康，就没有全面小康。党的十八届五中全会从协调推进“四个全面”战略布局出发，提出“推进健康中国建设”的宏伟目标，江西省人大十二届五次会议通过的政府工作报告中提出的“推进健康江西建设”，充分体现了党和政府以人为本、执政为民的理念，凸显了党和政府对维护国民健康的高度重视与坚定决心。

随着国家经济的发展，人民生活水平的提高，如何提高国民的健康素养，有效增进国民的健康水平，是迫在眉睫的重大问题，而这个问题的改善需要社会各界有识之士共同努力。

在增进健康的努力中，人们往往过分依赖于医生、药物和医疗设施，却很少重视自身在增进健康中的主导作用，常常自叹工作忙而忽视自我保健，以致产生许多本来可以预防和避免的疾病；部分本来可以根治的疾病，也因此失去了治疗良机，导致健康水平的降低。在日常生活中，有些人被疾病折磨了几十年，仍对自己所患的疾病一无所知，或者知之甚少，把疾病康复的希望全部寄托在医生身上。实际上，医生并不是疾病预防和康复的主体，真正的主体是自己。就拿冠心病来讲：高胆固醇饮食、吸烟、肥胖、高血压和紧张情绪等均是引起和加剧冠心病的危险因素，而这些心理和行为因素都属于可以通过行为方式的改变而消除的危险因素。至于疾病的康复手段和方法，除了药物外，诸如运动、饮食等养生保健方法，更是医生所替代不了的。

依靠自己的主观努力，积极采取一切可以促进健康的自我保健方法，积极配合医生，同不健康、虚弱、疾病、衰老作斗争已越来越被人们所重视。另外，随着国家医疗体制改革进一步深化，医疗保险制度的普及和完善，人们迫切需要一套能比较系统、全面指导预防、医疗、保健、康复的医学科普书籍。为此，我们组织医学专家撰写了这套《健康素养系列丛书》，力求以通俗易懂的文字，把人们日常生活中最常见而又容易忽视的健康知识奉献给关心和爱护健康的人们。

《健康素养系列丛书》为人们防治常见病、慢性病提供了行之有效的自我保健方法，对提高生活质量作了精辟论述，是一套有别于医学专业书籍的新颖的科普知识系列读本。本丛书面向基层，面向群众，通过阅读，使读者能在自己的努力下，进行自我强身，以增强体质，减少疾病；一旦患病，以利尽早发现，及时治疗，早日康复，将疾病带来的损害降至最低限度；讲究实用，力求做到易读、易懂、易操作。一书在手，犹如请了一位家庭医学顾问。

限于水平与时间，本套丛书不足之处在所难免，望广大读者批评、指正。

目录

CONTENTS

第一章 痛风的基本知识

第二章 痛风的诊断与治疗

第三章　痛风患者的日常保健与调理

第一章

痛风的基本知识

1 什么是痛风

痛风是人体内嘌呤物质代谢紊乱、尿酸合成增加或排除减少所引起的一种晶体性关节炎。

痛风的临床表现为高尿酸血症，即血中尿酸浓度过高，尿酸盐结晶沉积在关节、软骨及肾脏中所形成的特征性急性关节炎、痛风石、痛风石性慢性关节炎等炎性反应，严重者可发生尿酸盐肾病、尿酸性尿路结石等，甚至可出现关节畸形致残、肾功能不全、肾衰竭等。

痛风是一种与日常生活密切相关的内分泌代谢性疾病，随着生活水平的提高，痛风病的发病率也呈逐年增高的趋势，尤其是在我国南方和沿海经济发达地区，其发病率明显升高。痛风患者多为 30 岁以上的男性，女性较少，男、女比例大约为 20：1，且女性患病多见于绝经后。目前，痛风患者常伴有肥胖、高脂血症、糖尿病、高血压以及心脑血管病，约半数以上的痛风患者都有痛风家族史。

2 痛风分为哪几类

尿酸值达到 7 毫克/分升以上时诊断为高尿酸血症，如果不及时治疗，尿酸值会继续上升，引发痛风。有一些患者对尿酸值异常升高毫无察觉，等到剧痛发作时才慌忙去医院诊治，结果已经患上痛风。

痛风是由尿酸值异常升高造成尿酸沉积，从而引发剧痛的一种疾病，根据尿酸值升高的原因，痛风可以分为以下 3 种类型。

（1）尿酸生成过多型

肝脏合成的尿酸过量，造成尿酸值偏高。其原因可能是参与嘌呤代谢的酶出现异常，导致嘌呤生成过多；也有可能是从食物中摄取的嘌呤过量。

约 30% 的痛风患者属于尿酸生成过多型。

（2）尿酸排泄减少型

由于肾脏机能障碍，尿酸难以随尿液排出，导致尿酸值升高。另外，某些患者的尿液 pH 降至 6 以下，呈酸性，使得尿酸难溶于尿液中，造成排泄量减少，尿酸值偏高。

约 40% 的痛风患者属于尿酸排泄减少型。

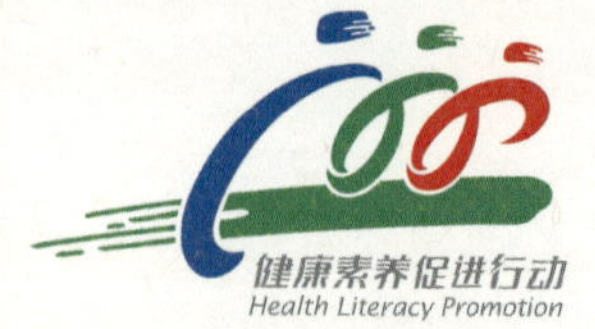

（3）混合型

尿酸生成过多和尿酸排泄减少同时作用导致的痛风称为混合型痛风。

约30%的痛风患者属于混合型。

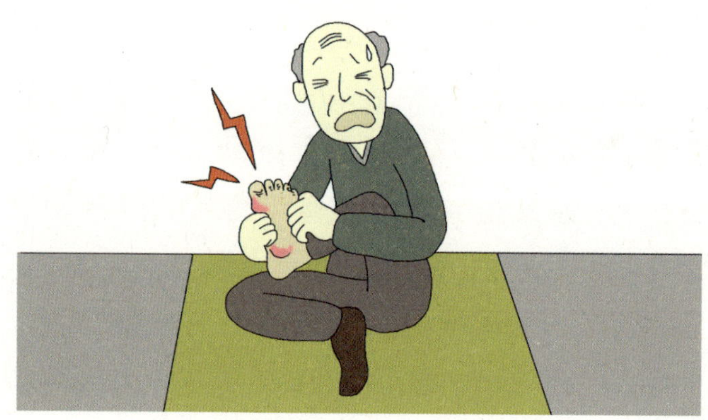

3 痛风的症状主要是什么

痛风是尿酸盐沉积于关节处，形成关节及周围组织的炎症改变，从而引起剧烈疼痛的晶体性关节炎，故要诊断痛风，首先要明确血液中的尿酸浓度是否升高。

①痛风早期没有任何症状表现，只是血中尿酸升高。

②随着血尿酸的持续性增高，患者表现为反复发作急性关节炎，绝大多数人常常在睡梦中被刀割一般的疼痛惊醒。首先出现病变的部位通常是大脚趾，关节红肿、灼热胀痛，严重时甚至不能盖被子。

③痛风的发病呈进展性，痛风性关节炎反复发作会逐渐波及指关节、趾关节、腕关节、踝关节、膝关节等全身各处的关节，致使关节肿胀僵硬、屈伸不利，关节周围的组织也可有不同程度的损害，出现肢体的功能障碍。

④尿酸盐不断沉积，会形成结石一样的“痛风石”。痛风晚期，痛风石增多，体积增大，会出现局部破溃，流出白色的尿酸盐结晶，伴有关节的永久性畸形、肾结石、肾功能减退，甚至危及生命。

医学上主要根据美国风湿病协会提出的标准诊断痛

风：关节液中有特异的尿酸盐结晶体；有痛风石；用化学方法或偏振光显微镜观察证实有尿酸盐结晶。上述3项符合1项者即可确诊。

具备下列临床、实验室检查和X射线征象等13条中的6条者，也可确诊为痛风：

①1次以上的急性关节炎发作。

②炎症表现在1天内达到高峰。

③单关节炎发作。

④关节发红。

⑤第一跖趾关节疼痛或肿胀。

⑥单侧发作累及第一跖趾关节。

⑦单侧发作累及跗骨关节。

⑧可疑的痛风石。

⑨高尿酸血症。

⑩X射线检查关节内非对称性肿大。

⑪骨皮质下囊肿但不伴有骨质糜烂。

⑫关节炎症发作期间，关节液微生物培养阴性。

⑬典型的痛风足，即第一跖趾关节炎，伴关节周围软组织肿胀。

4 如何鉴别原发性痛风与继发性痛风

根据病因不同，可将痛风分为原发性痛风和继发性痛风两大类。

（1）原发性痛风

除少数由于遗传原因导致体内某些酶缺陷的原发性痛风外，大多数原发性痛风病因未明，其发作常伴有肥胖、高脂血症、高血压、冠心病、动脉硬化、糖尿病及甲状腺功能亢进等。

原发性痛风多有遗传性，但临床有痛风家族史的患者仅占全部痛风患者的10%～20%。尿酸生成过多导致的痛风在原发性痛风中占10%，其原因主要是嘌呤代谢酶缺陷、次黄嘌呤－鸟嘌呤磷酸核糖转移酶（HGPRT）缺乏和磷酸核糖焦磷酸盐（PRPP）合成酶活性亢进。原发性肾脏尿酸排泄减少约占原发性痛风的90%，具体发病机制不清，可能为多基因遗传性疾病，但应排除肾脏器质性疾病的可能。

（2）继发性痛风

继发性痛风主要继发于白血病、淋巴瘤、多发性骨髓瘤、溶血性贫血、真性红细胞增多症、恶性肿瘤、慢

性肾功能不全、某些先天性代谢紊乱性疾病（如糖原累积病I型）等。某些药物可导致继发性痛风的出现，此外，酗酒、铅中毒、铍中毒及乳酸中毒等也可并发继发性痛风。

与原发性痛风相比，继发性痛风的特点有：

①以青少年、老年人为多见。

②女性较多见。

③高尿酸血症程度较重。

④部分患者24小时尿酸排出增多。

⑤多见肾受累，甚至发生急性肾衰竭。

⑥痛风性关节炎症状往往较轻或不典型。

⑦可能有明确的相关用药史。

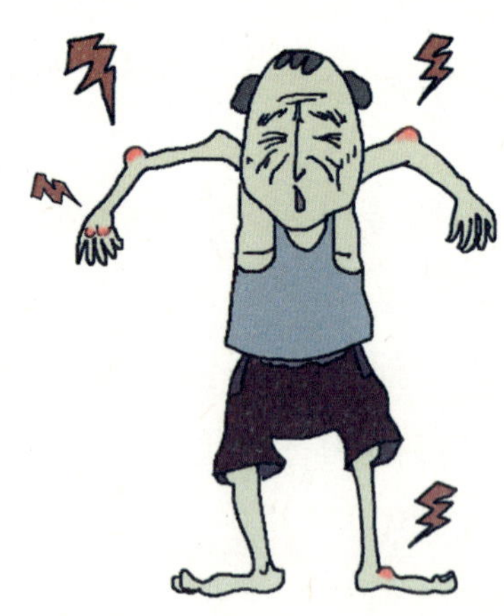

5 痛风的发病与哪些因素有关

近年来，痛风的发病率急剧上升，其中，家族遗传是重要因素，除此之外，后天的条件因素也不可或缺。痛风的发作主要与以下 10 个因素有关。

（1）与饮食有关

暴饮暴食是导致痛风发作的主要原因，尤其是进食大量富含嘌呤的食品。进食高嘌呤食品过多、贪食肉类的人较易患痛风，因为易诱发痛风的食品通常多见于动物内脏、肉类、虾、蟹、贝类等。痛风发病还与过度饮酒有关，尤其是过量饮用啤酒引发痛风的概率更高，而且一般多在过量饮酒后的当晚发病。

（2）与过度紧张的生活有关

精神压力过大以及过度疲劳逐渐成为痛风复发的主要原因。造成痛风复发的因素由高到低依次为：精神压力、过度疲劳、饮食、环境，这些因素对痛风发作的影响在年轻白领中最为明显。与痛风发作密切相关的尿酸，80% 由内源性因素产生，20% 与饮食等外源性因素有关，过度悲伤、恐惧、沮丧、紧张等精神压力增大，都会导致内分泌紊乱，造成尿酸代谢异常，使内源性尿酸急剧

升高，从而诱发痛风。

现在痛风病的发生有年轻化的趋势，有专家认为，年轻人生理功能旺盛，体内的尿酸分解酶充足，本不易患痛风，但如果工作压力大、疲劳，再加上过量饮酒和大量食用海鲜、动物内脏等高嘌呤食物，就会造成血中尿酸水平异常增高，导致痛风的发病概率大增。此外，过度饮用饮料也会增加痛风的患病率。

（3）与性别有关

痛风发病于男性的概率远远高于发病于女性的概率。女性发病多在绝经后，但也有个别患者在月经期发作，甚至有哺乳期女性患有痛风的例子。痛风的发作与否与女性的激素水平有关，女性激素可以促进尿酸的排出，因此，女性发病一般在45岁以后，而55岁以后发病的概率更高，这与女性的绝经时间相对应。

（4）与遗传因素有关

痛风是一种遗传代谢性疾病，具有遗传倾向，有痛风病家族史的人，若不注意饮食，比没有痛风病家族史的人更容易得痛风。这主要是因为患者体内缺乏一种将蛋白质完全分解的酶，蛋白质不能完全分解，就会使嘌呤在体内聚集、血中尿酸增多，进而使晶体沉积在关节内，引起炎症，产生剧烈疼痛。

（5）与种族有关

痛风似乎与种族有一些关系，如美国黑人比白人发病率要高；亚洲发病率最高的是日本，还有我国的台湾、香港等沿海地区。

（6）与气候有关

痛风性关节炎是痛风的临床表现之一，与气候变化有密切关系，多发生在春末夏初、秋末冬初。具体来说，受凉感冒也是诱发痛风的因素之一。

（7）与地域因素有关

我国沿海地区痛风发病率高于内地，西部地区高于中原地区。

这些年来，痛风发病率在我国的增高有从沿海向内陆发展的趋势，此外，还有学者发现，青海地区的藏民，痛风的发病率很高，远高于内地的河南地区。

（8）与某些疾病有关

①与肥胖症有关。生活条件优越者易患痛风，因而痛风又被称为“富贵病”。痛风患者的平均体重超过标准体重的17．8%，而且体重越重的人，体内尿酸水平也越高。当肥胖者减轻体重后，血尿酸水平下降，这说明痛风的发生与长期摄食过多和体重超重有关。

②与糖尿病有关。有人认为肥胖症、糖尿病、痛风是现代社会的三联“杀手”。

③与高血压有关。25%的痛风患者伴有高血压。痛风在高血压患者中的发病率为12%~20%，尤其是未经治疗的高血压患者，体内血尿酸水平增高者约占58%，这部分人更容易患痛风。

④与高脂血症有关。75%~84%的痛风患者有高血脂。痛风患者应适当控制饮食，降低血脂。

⑤与动脉硬化有关。肥胖症、糖尿病、高血压和高脂血症本身就与动脉硬化有密切关系，因动脉硬化而发生急性脑卒中的脑血管疾病患者中，有接近一半存在高尿酸血症。

⑥与肾脏功能减退有关。肾脏是尿酸排泄的重要器官，人体内产生的尿酸约2/3经肾脏排泄，因此，肾脏的功能可直接影响到体内尿酸的含量。随着年龄的增长，肾脏功能减退，尿酸排泄减少，尿酸结晶在体内沉积，就容易诱发痛风。

⑦与关节损伤有关。关节损伤是临床上的常见现象，如痛风缓解期踝关节（该关节从未发生过痛风）扭伤，几天后该关节出现红肿热痛现象，甚至对侧踝关节亦出现红肿热痛现象。

（9）与某些药物有关

痛风患者常伴有药物应用史，如应用噻嗪类利尿药、阿司匹林、β－内酰胺类抗生素，以及青霉素类和头孢类药物，这些药物大部分由肾脏排出，其代谢可以阻碍或影响尿酸的排泄，从而导致高尿酸血症，甚至痛风。过量（每日 10 克以上）服用维生素 C，也可能使尿酸产生过多或出现尿酸排除障碍，增加患痛风的风险。某些疾病，如患有血液病、肾脏疾病时，患者需长期应用免疫抑制药物，也容易出现痛风，此时给予这些患者一些中药来调节，可以适当延缓或防止痛风的发作。

（10）与铅的摄入有关

铅可以造成代谢性痛风的发作。铅摄入过多导致的痛风常与工作环境有关，多见于职业病患者，此外，几十年前常用来烫酒的锡壶也含有铅，应尽量减少使用。

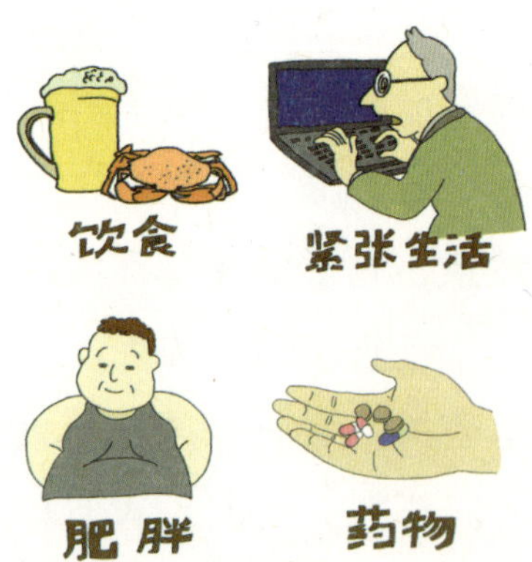

6 痛风的发作阶段包括哪几个

痛风从最初的发作到最后的形成，一般可经历以下 5 个阶段。

（1）无症状性高尿酸血症

处于此阶段的患者尚未出现临床症状，只在血液化验时发现尿酸浓度超过正常值。需注意的是，并不是所有的高尿酸血症患者都会发展到痛风阶段，只有约 10% 的高尿酸血症会发展为痛风。有的人虽然终身血尿酸浓度偏高，但不会出现痛风症状，但痛风患者多伴有高尿酸血症。

（2）急性痛风性关节炎

在痛风的早期阶段，高尿酸血症患者会遇到特定的诱因，即尿酸盐结晶沉积在关节周围组织，引发急性痛风性关节炎。急性痛风性关节炎发作时间通常是夜间，患者常常从睡梦中被剧烈的疼痛惊醒，主要表现为关节处的疼痛、发红、灼热、肿胀。此期经治疗可迅速缓解，初发病者即使不用药物治疗也可自行缓解，症状持续时间较短，为数日或数周，病情较重者可持续数月。急性痛风性关节炎治疗越早，止痛效果越好，但以后会反复

发作。

（3）间歇期痛风

急性痛风性关节炎发作后，往往一段时间内没有任何症状，称为痛风的间歇期，即痛风两次发病的间隔期，此期长短不一，一般为几个月至 1 年，也有长达 10 余年者。部分痛风患者仅发作 1～2 次后即终身不再发作，但大部分痛风患者在 1～2 年内会有第 2 次发作，若不采取降尿酸治疗，病情会随着发作次数的增多逐渐加重，间歇期越来越短，发作频率增加，痛感加重，累及关节增多，病程延长，最后形成痛风石。

（4）慢性痛风石性痛风

该阶段的痛风症状主要表现为痛风石的出现，以及慢性关节炎、尿酸结石、痛风性肾炎和并发症的形成。痛风石是尿酸盐结晶沉积在关节内或关节周围组织，逐渐增多，形成的突出于皮肤表面的黄白色结节。全身器官除脑外，都可能因尿酸盐结晶沉积而形成痛风石。痛风石随着痛风的频繁发作逐渐形成，并随时间的延长逐步变大，并不一定疼痛，但最后可导致关节变形，影响关节外观及功能。

（5）痛风肾

痛风肾是痛风特征性病理变化之一，出现于痛风病的晚期，由高尿酸血症导致的尿酸结晶沉积在肾脏所致，包括尿酸盐肾病和尿酸性肾病两种病变。患者主要表现为全身水肿、少尿、蛋白尿、夜尿增多、高血压、贫血等肾脏功能损害，若病情进一步发展，则肾功能明显减退，最后出现肾衰竭，危及生命。

7 哪些人更容易患痛风

痛风是一种内分泌代谢紊乱性疾病，具有一定的遗传倾向，因此有家族痛风史的人，应特别注意痛风的发生。那么，哪些人更容易患痛风呢?

①从性别上来说，男人比女人更容易患痛风，男女痛风发病比例为20∶1。女性患痛风大多是在绝经期以后，与卵巢功能及性激素分泌的改变有一定的关系。

②从年龄上说，年龄大的人比年轻人更易患痛风，痛风的发病年龄通常在40岁以上。但是，近年来，由于人们生活水平普遍提高，很多年轻人暴饮暴食、营养过剩、运动减少，痛风正在向低龄化发展，30岁左右的年轻人出现痛风发作也很常见。

③从体重上来说，肥胖的中年男性，尤其是进食肉类蛋白质过多、营养过剩、运动较少的人更容易患痛风。

④从职业上来说，社会应酬较多的人和脑力工作者更易患痛风，调查发现，企事业干部、军人、教师、私营企业主等人群的痛风发病率较高。

⑤从饮食上来说，进食高嘌呤食物过多的人更易患痛风，贪食肉类的人比长期吃素的人更易患痛风，另外，长期大量饮酒的人也更易患痛风。

8 痛风会遗传吗

对痛风和高尿酸血症患者遗传基因的研究表明，某些患者是由于遗传基因缺损而患病的。例如，先天缺乏参与嘌呤代谢的 HGPRT 酶，会导致嘌呤过剩，引起嘌呤代谢异常症。患有嘌呤代谢异常症的患者往往在 10 岁之前就会因尿酸生成过多而患上高尿酸血症或痛风，而且，由于基因缺损，患者从小就会出现免疫异常，目前，此类病例可以尝试接受遗传基因治疗。

从理论上说，对遗传易感基因的诊断和治疗可以消灭癌症、艾滋病等疑难病症，所以近年来很受关注。然而，目前这种理论尚处于基础研究阶段。

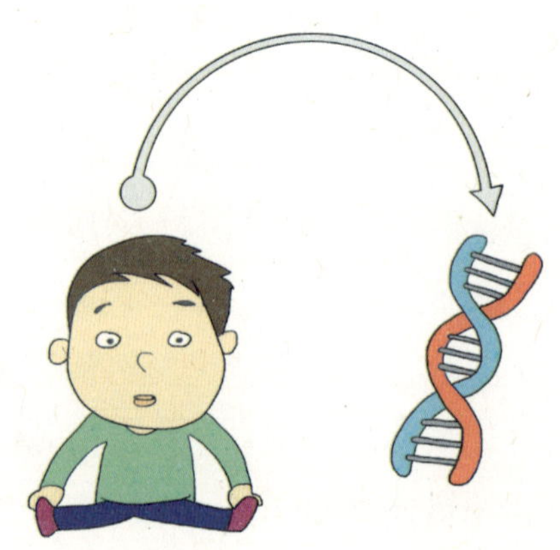

9 如何做到早期发现痛风

早期发现痛风最简单、最有效的方法就是对血尿酸浓度进行检测，建议下列人员按时进行血尿酸浓度的常规检测。

①60 岁以上的老年人，无论男女以及是否肥胖。

②肥胖的中年男性以及绝经后的女性。

③高血压、动脉硬化、冠心病、脑血管病（如脑梗死、脑出血）患者。

④糖尿病（主要是 2 型糖尿病）。

⑤原因未明的关节炎，尤其是中年以上的患者，以单关节炎发作为特征。

⑥肾结石，尤其是多发性肾结石及双侧肾结石患者。

⑦有痛风家族史的家族成员。

⑧长期嗜食肉类，并有饮酒习惯的中年人及老年人。

凡符合以上所列情况中任何一项的人，均应主动去医院做有关痛风的检查，以便早期发现高尿酸血症与痛风，切忌等到已出现典型的临床症状（如皮下痛风结石）后才去求医。如果首次检查血尿酸正常，也不能轻易排除发生痛风及高尿酸血症的可能性。每年定期的健康检查，可以大大提高痛风的早期发现率。

10 什么原因导致痛风长期复发

（1）不注意控制体重

肥胖者的血尿酸水平通常高于正常人，若痛风伴肥胖，还可影响药物效果，降低药物敏感性，因此，肥胖者应当合理减肥。痛风患者在治疗之后若不注意体重的控制，易引发痛风的再次发作。

（2）大量酗酒

酒精本身可提供嘌呤原料，如啤酒内就含有大量嘌呤，因此，要注意避免大量饮酒，更忌酗酒。有些患者在痛风治疗之后，就把这些日常禁忌忘得一干二净，又开始饮酒，所以导致痛风复发。

（3）受寒及过度劳累

受寒及过度劳累均可使人体自主神经调节紊乱，致体表及内脏血管收缩，从而引起尿酸排泄减少。因而，在寒冷季节，痛风患者要穿暖和些，避免受寒，避免过分劳累和精神紧张。如果不注意保暖，也会引起痛风的反复发作。

（4）剧烈运动

剧烈运动可致出汗过多、机体失水，从而使血容量、肾血流量降低，进而影响尿酸排泄，引起高尿酸血症。痛风治疗之后依旧需要做好日常的预防，包括控制运动量、避免剧烈运动等，因为稍微不注意，还是会引起痛风复发的。

专家建议，痛风患者应定期查尿酸水平，每3个月一次，每年要查肾脏B超。此外，预防痛风病复发要戒酒；避免过度劳累、着凉；虾、蟹、动物内脏等含嘌呤高的食物应少食，菠菜、豆类等食物应少食；大量饮水，以促进尿酸排泄；牛奶、蛋类，大部分蔬菜、水果可不限；碱性物质可促进尿酸排泄，保护肾脏，提倡食用。

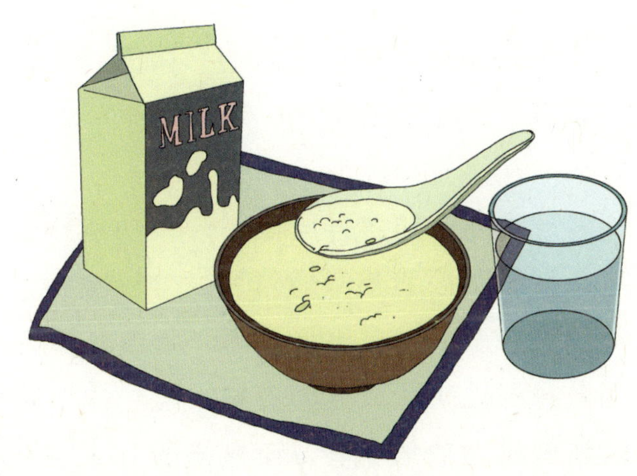

11 哪些痛风治愈的希望较大

（1）食源性痛风

痛风形成的主要原因是饮食不当，也就是说，有些人因经常大量食用富含嘌呤、高热能的食物，导致饮食结构不合理而引起痛风。这样的痛风患者，经过饮食控制和调配，加上正规、系统的服用降尿酸药，待血尿酸水平和体内尿酸总量（尿酸池）降至正常，再继续坚持合理饮食，大部分可能不再复发。

（2）肾源性痛风

肾源性痛风即各种原因引起肾功能不全，肾小球滤过率下降，肾小管重吸收增强、分泌减少，泌尿系统阻塞等情况，使尿酸排出量下降，致血尿酸升高而引起的痛风。肾源性痛风又分为两种，第一种是肾脏本身疾病引起尿酸排泄功能下降，使血尿酸升高引发痛风，这种痛风，只要肾脏功能基本恢复就可以治愈，如肾囊肿、肾肿瘤；第二种是由并发症引起的痛风，如痛风伴发高血压、糖尿病，这两种疾病都能引起肾功能下降，使尿酸排泄量减少，从而发生痛风，如能长期将血压、血糖控制在正常水平，肾功能恢复，血尿酸也逐渐降至正常，便能终止痛风发病。

（3）药源性痛风

可造成药源性痛风的药物主要包括：加速嘌呤合成尿酸引起痛风的药物，如胰岛素等；抑制尿酸排泄引起痛风的药物，如长期服用小剂量阿司匹林；部分降血压、降血糖、降血脂药及抗结核药物，如吡嗪酰胺、乙胺丁醇等。在治疗药源性痛风时，只要停用引发痛风的药物，基本就不会再发病。

（4）综合因素性痛风

很多痛风患者都存在饮食结构不合理、工作负担过重、生活不规律、熬夜、暴饮暴食、饮酒过度、运动较少、患有其他疾病，或所用的药物有不良影响等多种因素，只要消除上述不良因素，痛风就可以彻底治愈。

12 哪些痛风难以治愈

（1）有遗传倾向的痛风

凡有遗传倾向的痛风多有基因缺陷。因参与嘌呤代谢的酶的缺乏或活性增强而引发的痛风，称原发性痛风，例如，父母或祖父母患有高血压、糖尿病、肾功能不全性肾病，使尿酸排泄受阻，发生了痛风，其子女同样患高血压、糖尿病、肾功能不全性肾病，也出现尿酸排泄障碍，发生痛风。多数学者认为，原发性痛风需长期，甚至终身服用降尿酸药，属于较难治愈的痛风，目前还未发现能改变其痛风基因结构的特异性药物。但是，如果父母或祖父母患食源性或药源性痛风，其后代也患食源性、药源性或其他原因引起的继发性痛风，这样的痛风与痛风遗传无关，均属假性遗传痛风，而假性遗传痛风是可以治愈的。

（2）痛风合并严重肾衰竭

痛风患者伴发各种疾病，引起较严重肾衰竭，肌酐清除率明显降低，经系统治疗，肾脏功能仍无明显好转者，多不能治愈。

（3）尿酸池过大的痛风

如果痛风患者在关节或其他部位出现多个较大的痛风石，则该结石所含的尿酸盐绝大部分属于难溶性尿酸盐，向外转移缓慢，如不手术清除结石，靠自身向外转运、排出，需要数年、数十年，甚至终身都不能将痛风石的尿酸盐完全转移，排出体外。此外，痛风石的尿酸盐不断地向血液中运转、补充，即使服用了降尿酸药，血尿酸也很难维持正常水平，因此，痛风患者需要长期或终身抗痛风治疗。

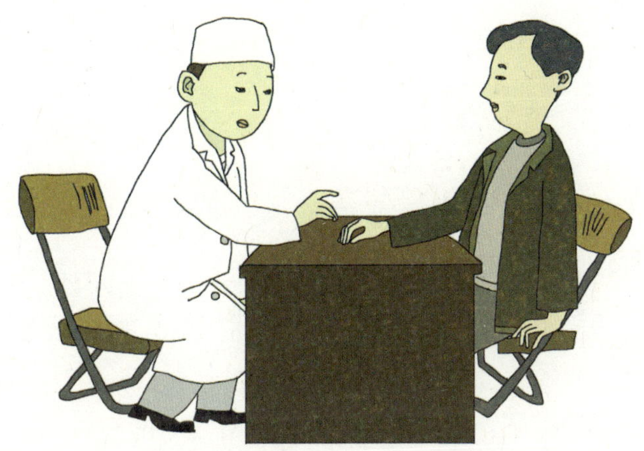

13 哪些痛风可危及生命

单纯的高尿酸血症及一般的痛风性关节炎发作本身不会直接造成患者死亡，下列3种情况往往是引起痛风患者死亡的原因。

（1）继发性感染

皮肤的痛风石破溃后未及时采取治疗措施，又不注意清洁卫生，造成细菌感染，蔓延到血液内引起菌血症和败血症而致死，这种情况十分常见。痛风性肾结石或肾盂积水、膀胱结石等容易引起顽固性泌尿系统感染，尤其是肾盂肾炎，有时会由于未及时治疗而引起脓肾或坏死性肾乳头炎、败血症，进而致死。

（2）肾脏病变

痛风造成肾脏病变，肾功能受到损害，最后发展为慢性肾衰竭和尿毒症，严重者可致死，这一原因占痛风患者死亡原因的20%～30%。极少数痛风患者在痛风急性发作时期血尿酸明显升高，可在短期内发生急性肾衰竭而导致死亡。

（3）痛风的并发症

痛风并发高血压、动脉硬化、冠心病、糖尿病等也是痛风患者的常见死亡原因，如脑卒中、心肌梗死、心力衰竭以及致命性心律失常引起的一些急、慢性并发症等。

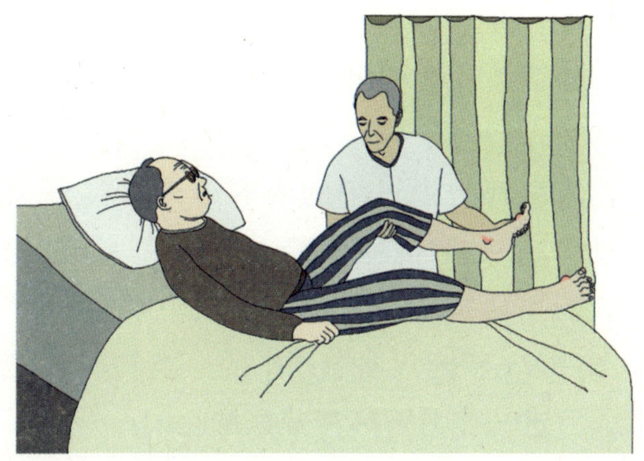

14 什么是嘌呤

尿酸是嘌呤的氧化代谢产物，那么嘌呤又是什么呢？

其实人们对于嘌呤并不陌生。嘌呤是人体内的一种物质，大家都听说过细胞内的遗传物质——脱氧核糖核酸（DNA），还有核糖核酸（RNA），这是决定人类遗传和种族的重要物质，它们的组成中都含有嘌呤。嘌呤是DNA及RNA新陈代谢中产生的一类物质，在酶的催化作用下，可进一步分解转变成尿酸。

人体内嘌呤的来源有2个，一是摄入过多的富含嘌呤的食物，二是由体内细胞代谢分解的核酸和其他嘌呤类化合物分解而来。

15 什么是高尿酸血症

高尿酸血症是生活中常见的疾病之一，主要是由于人体内嘌呤物质的新陈代谢发生紊乱，尿酸合成增加或排出减少所致。在人体中，尿酸的主要来源为内源性物质，大约占总尿酸的80%，从富含嘌呤或核酸蛋白食物中来的仅占20%。次黄嘌呤和黄嘌呤是尿酸的直接前体，在黄嘌呤氧化酶的作用下，次黄嘌呤氧化为黄嘌呤，黄嘌呤氧化为尿酸。由于各种因素影响，体内这些氧化酶的活性发生异常，导致尿酸生成过多，或肾脏病变导致尿酸排出减少，均可引起血尿酸浓度升高，形成高尿酸血症。若血尿酸浓度持续过高，尿酸可析出结晶，沉积在骨关节、肾脏、皮下组织等处，造成组织病理学改变，从而发展为痛风。

16 高尿酸血症的原因是什么

高尿酸血症是嘌呤代谢异常，引起血中尿酸含量增高导致的。血中尿酸浓度的高低取决于嘌呤的摄入、体内的合成及代谢几个方面。

（1）摄入过多

大量食用高嘌呤食物，如动物内脏，肉类，鱼、虾、贝类等海产品。

（2）体内合成增多

由于机体存在遗传缺陷，促进尿酸合成的酶活性增加，或抑制尿酸合成的酶活性减弱，均可使体内尿酸含量增多。

（3）肾脏排泄减少

由于肾脏病变、酸中毒等，肾脏发生排泄功能障碍，可使尿酸从肾脏排出减少，若尿酸在体内聚集，则会引起高尿酸血症。

17 怎样确诊高尿酸血症

关于高尿酸血症的确诊，常常容易发生混乱。

从广义上来说，血中尿酸浓度超过 360 微摩尔/升（相当于 6.1 毫克/分升）即被视为高尿酸血症。但严格地讲，只有在血尿酸浓度超过 409 微摩尔/升（相当于 6.8 毫克/分升），即血尿酸盐在血浆中的溶解呈饱和状态时，才可称为高尿酸血症。

从临床角度来看，当血尿酸浓度超过 416 微摩尔/升（相当于 7.0 毫克/分升）时，体内尿酸盐呈过饱和状态，此时血尿酸极易在组织内沉积，造成痛风。男性空腹血尿酸大于 420 微摩尔/升，女性大于 357 微摩尔/升，即可诊断为高尿酸血症。

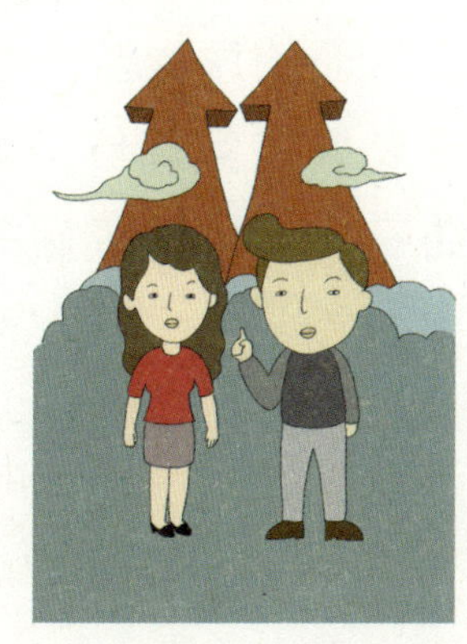

18 痛风与高尿酸血症有何关系

我们这里所提出的痛风概念，是指有临床症状的高尿酸血症，患者除了血尿酸浓度升高外，还伴有尿酸盐结晶沉积、关节炎和（或）肾病、肾结石等表现。也就是说，高尿酸血症患者可以没有症状表现，但痛风患者一定有不同程度的病变表现，如关节的疼痛肿胀、肾脏功能的损害等。因此，高尿酸血症是痛风病发生的必要条件，且血尿酸值越高，出现痛风症状的可能性越大。但不是所有的高尿酸血症都会发展成痛风，高尿酸血症的患者，罹患痛风的概率约是10%，所以说高尿酸血症不一定等于痛风。

由于长期患高尿酸血症，尿酸在组织或关节液中呈饱和状态，从而使尿酸盐结晶析出并沉积在关节、关节周围、皮下及肾脏等部位，引起痛风性关节炎、痛风结节、肾脏结石或痛风性肾病等一系列临床表现，这就是痛风的成因。

19 为什么尿酸结晶会引起痛风的发作

人体内尿酸过剩，就会以尿酸结晶的形式积聚在关节及周围组织内，这种结晶在体内被视为异物，会受到白细胞的攻击，白细胞和尿酸结晶之战引起的炎性反应，实际上就是痛风发生剧烈疼痛的根源。

痛风发作时感受到的疼痛、肿胀，是由于白细胞攻击尿酸结晶时释放出的各种化学物质扩散到毛细血管内，导致部分血流加速产生的。白细胞与尿酸结晶的抗争会消耗大量的热量，产生疲劳物质乳酸，导致血液酸性度上升，由于尿酸难以溶解酸性液体中的物质，并且会黏附于尿酸结晶周围，因此会导致结晶体越来越大，造成恶性循环。

20 什么是痛风性关节炎

关节炎是关节炎性疾病的总称，是人们非常熟悉的病名，也是临床上常见的疾病。痛风性关节炎是众多类型关节炎中的一种，其形成原因是血尿酸增高，尿酸盐在关节中沉积，刺激关节并引起一系列炎症反应，属于痛风的第二个阶段。痛风性关节炎的症状表现是急性痛风性关节炎的突然发作，出现关节的红肿、热痛、僵直、屈伸不利。

痛风性关节炎分为2种类型：急性痛风性关节炎和慢性痛风性关节炎。急性痛风性关节炎发作后可以恢复，不留后遗症。慢性痛风性关节炎往往不可恢复，而且在慢性痛风性关节炎的基础上仍可有反复急性发作，使关节的损害不断加重，严重影响关节功能。

为了防止急性痛风性关节炎转为慢性，患者必须积极治疗，纠正高尿酸血症，使痛风性关节损害控制在最低限度。

21 痛风性关节炎好发于哪些关节

①下肢关节是痛风关节炎的好发部位，尤其是远端关节。

②痛风的首发部位常是大脚趾（第一跖趾关节和足背间的关节最常见）。

③随着痛风性关节炎的频发，病情的加重，常常可累及指间关节、趾间关节、腕关节、踝关节、膝关节等全身关节，因此身体的任何一个关节都有可能发生痛风性关节炎。

痛风性关节炎好发的部位，也是尿酸易沉积的部位，这可能与局部温度较低、血液循环差、组织相对缺氧和局部 pH 低有关。

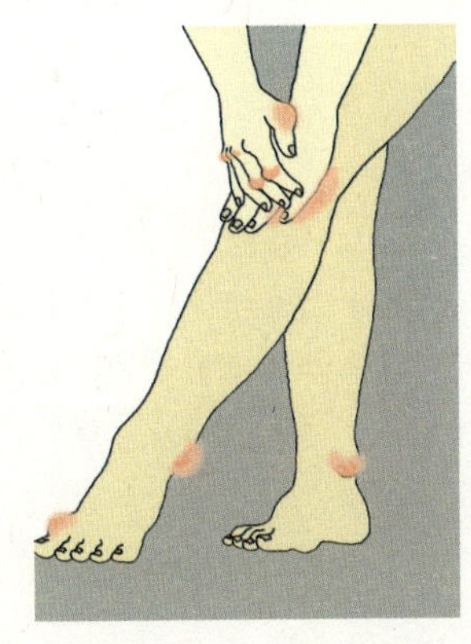

22 痛风性关节炎发作时有什么特点

①痛风性关节炎常常在睡眠中发作。

②疼痛开始后 2 ~3 小时，患部会出现关节红肿、发热。疼痛发作后约 24 小时达到顶峰，之后稍稍缓和，即使不接受治疗，10 天左右也会自然消失。

③初次发生的痛风性关节炎，不用治疗也会自然消失，但 1 ~2 年后，可能会再次发病。

④如果最初发作时不采取适当的治疗，发作频率会由每年 1 次增加到 3 个月 1 次，并逐渐频繁。

23 痛风反复发作怎么办

痛风是一种顽固型的疾病，痛风反复发作让很多患者失去了治疗的信心，对他们的日常生活也造成了极大的困扰。那么，痛风反复发作怎么办呢?

（1）痛风反复发作的原因

痛风本来不应该有很多年轻患者，因为年轻人生理功能活跃，体内尿酸分解酶充足，但如果长期工作压力大、疲劳，再频繁举杯，大量食用海鲜、动物内脏等高嘌呤食物，就会造成血中尿酸水平异常增高，从而导致痛风。此外，美国和加拿大的研究人员发现，与平均每月饮用软饮料不到 1 罐的男性相比，平均每天饮用 2 ~ 3 罐软饮料的男性患痛风几率高出 85% 。

不良饮食习惯是痛风发作的重要因素，但新的研究显示，精神压力及过度疲劳已逐渐取代饮食因素成为痛风复发的主要原因。造成痛风复发的因素由高到低依次为：精神压力、疲劳过度、饮食、环境因素等，原因主要是与痛风复发密切相关的尿酸的产生。80% 的尿酸是内源性的，过度悲伤、恐惧、沮丧、紧张等精神压力增大，都会导致内分泌紊乱，造成尿酸的代谢异常，使内

源性尿酸急剧升高，导致痛风的复发。

（2）痛风反复发作的处理措施

①不要长时间保持一个固定的姿势，要经常活动关节，比如手指、脚趾、肘部和膝盖，做做伸展运动，这有助于赶走关节处的尿酸结晶。

②如果疼痛实在难忍，就需要立刻止痛，应该在家里常备一些药物，以供不时之需。

③使用泻盐泡脚，将脚趾、脚跟一起浸泡 20 分钟，对改善血液循环有很更大的好处，也有降低血压的效果。

④如果痛风经常性复发，不要吃富含高嘌呤的食物。可以多吃一些红色的水果和深绿色的蔬菜，水果含有丰富的维生素 C，能够预防关节肿胀。

对于痛风等危害性极大的疾病，应该采取一些防护措施来缓解病情。另外，治疗也需要同时进行，不要对治疗失去信心，只要有良好的心态与病痛做斗争，还是有可能恢复健康的。

24 什么是痛风石

痛风石又称痛风结节，是出现在痛风关节处的结节，因其质坚硬如石而得名，是痛风发展的第三个阶段。

痛风石是尿酸盐沉积于软组织，引起慢性炎症及纤维组织增生而形成的，沉积的尿酸盐是其主要成分。痛风石多见于血运较差和温度较低的部位，所以人体的许多部位都可出现痛风结节，其中以耳轮最多见，其他如第一跖趾关节、指间关节、腕关节、肘关节及膝关节等处，甚至也可出现在鼻软骨、舌、声带、眼睑、主动脉、心瓣膜或心肌处。痛风石可发生在关节附近的骨骼处，也可在关节附近的滑膜、腱鞘和软骨内出现，可导致骨质破坏和畸形，影响关节的作用。

痛风石的大小不一，大的如鸡蛋，小的若粟粒。痛风石的增大可导致局部皮肤膨胀、隆起、变薄甚至破溃，易引起组织感染。

25 痛风石的好发部位在哪里

发生痛风就代表会出现痛风石，痛风石是痛风疾病最常见的症状，但是对于痛风石的好发部位，患者并不都十分了解。

耳的耳郭、尺骨鹰嘴、指间和掌指关节、指端皮肤、手掌、腕关节、跖趾、肘关节、足背、足底、膝关节囊和肌腱等处，是最常见的痛风石发生部位，因为这些部位的痛风石比较表浅，容易被发现。

少见的部位有鼻软骨、睑板软骨、角膜和巩膜等。偶尔在大动脉、心肌、主动脉瓣、二尖瓣、三尖瓣、舌、会厌、声带和杓状软骨、气管软骨、阴茎、包皮上也会出现痛风石。

极少见于躯干部，如肩、胸、腹、背、腰、臀等处，大腿及上臂等处也少见。可能是这些部位局部温度和血液循环较好，局部组织的 pH 较四肢末梢高，尿酸盐结晶不易在这些部位沉积的缘故，但也不是绝对不会发生，所以当这些部位发现皮下结节时，不能排除痛风石的可能性。

据目前所知，仅脑组织无痛风石形成。

那么，这些好发部位的痛风石是如何逐步形成的呢?

尿酸沉积于结缔组织，可逐渐形成痛风石，该过程较为隐蔽，小的仅能触及，大的肉眼可见。痛风石出现的时间在发病后 3 ~ 42 年，平均出现时间为 10 年，少于 5 年即有痛风石者少见。10 年后约 50% 患者有痛风石，以后逐渐增多，20 年后只有 28% 无痛风石，且出现下肢功能障碍的患者达 24% 。

初期形成的痛风石较软，表皮红色，内含乳白色液体，其中有尿酸钠结晶。数周内，急性症状消失，形成肾硬痛风石，并逐渐增大，使关节受到破坏，关节强直、畸形、活动受限。痛风石可以溃烂，形成瘘管，但化脓较罕见。

患者应该了解痛风石的好发部位，根据自身的情况来查看是否有结节的形成。

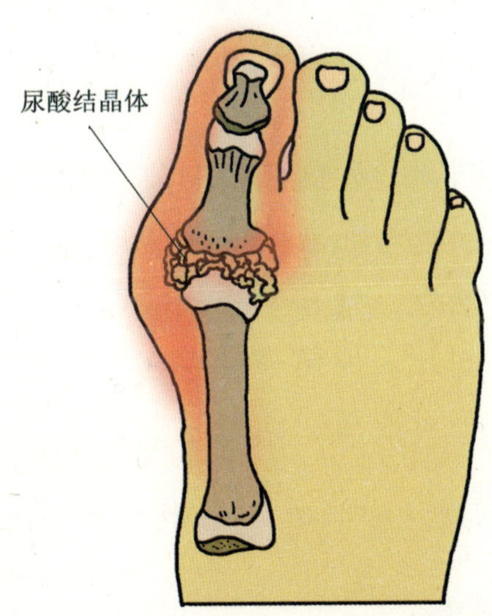

26 痛风石治疗后能否消退

一般来说，痛风石出现后，若不及时得到适当的治疗，将伴随疾病的发展而逐渐扩大。

对于首次发生的较小的痛风石，在给予积极治疗使血尿酸长期维持正常后，经过一定的时间（一般1个月左后)，痛风石可完全消退。

若痛风石持续3个月以上，则消退的可能性不大。

痛风石越大、数量越多、持续时间越长，消退的可能性越小。

综上所述，如痛风石形成的时间较短，则结石内沉积的尿酸尚能与血液中的尿酸自由交换，若此时给予适当的药物治疗，结石中的尿酸可重新返回到血液中，经肾脏代谢排出。但是长期存在的、较大的痛风石，其中的尿酸就不可能再回到血液中去了，这样的痛风石是不能消退的。

27 痛风石破溃后能否自行痊愈

痛风石一旦破溃则很难自行痊愈，痛风石越大，破口越大，则越难愈合。即使是较小的痛风结节，破溃后也难以自行收口。

痛风石破溃后难以自行愈合的原因主要有以下3个：

①痛风石处血液循环较差，皮肤结构和营养状况与正常皮肤不同，组织细胞的再生能力低下，因此一旦破溃后很难自行修复愈合。

②痛风石内的尿酸盐结晶不断由破溃处流出，刺激局部创口，妨碍创口的愈合。

③破溃后的局部皮肤及软组织易发生细菌性感染，一旦感染形成，往往变成慢性化脓性病灶，造成局部久溃不愈。

28 痛风的常见并发症有哪些

（1）肥胖症

痛风多发生在营养过剩的肥胖者身上，其发作也常常在享受美味佳肴或进行暴饮暴食之后。虽然痛风与肥胖截然不同，但是有着十分密切的关系。

人的体重与血尿酸呈正相关，也与腰臀比值呈正相关，肥胖会降低体内尿酸的清除率，并增加尿酸的产生，致使尿酸在体内聚集。专家发现，肥胖度越高，血尿酸值就越高，痛风的发病率也越高。许多人不注意合理饮食、均衡营养，加之运动减少，肥胖的人数越来越多。肥胖不但会使尿酸合成增加，也会阻碍尿酸的排泄，造成高尿酸血症，易引起痛风、高脂血症、糖尿病等。所以肥胖既是痛风的原因，又是痛风或高尿酸血症的结果。

（2）缺血性心脏病

缺血性心脏病是由于各种原因导致输送氧气及营养给心肌的冠状动脉硬化或闭塞，阻碍血液的流通，而引起的心肌缺血、缺氧及胸痛，如若心脏持久供血、供氧不足，则出现心肌梗死。这就好像自来水管一样，由于污垢的阻塞，水管口径越来越小，终至不通。严格地说，这种情况在所有人身上都会发生，所不同的是有些人会受到特殊因素的影响加速其进程。美国心脏病协会把痛风列为缺血性心脏病的危险因素及动脉硬化的促进因子，因为如果痛风未得到适当治疗，持续的高尿酸血症会使过多的尿酸盐结晶沉淀在冠状动脉内，加上血小板凝集功能亢进，就加速了动脉硬化的进展。

目前认为，痛风患者并发冠心病主要有两个原因。

一方面，尿酸盐可沉积于动脉管壁，损伤动脉内膜，刺激血管内皮细胞增生，诱发血脂在动脉管壁沉积，从而引起动脉粥样硬化。因此，高尿酸血症被认为是动脉硬化和冠心病的危险因素。

另一方面，肥胖、血脂异常、高血压、饮酒、运动过少等诸多因素常并存于这些患者，而这些因素同时也是动脉硬化与冠心病好发的因素。

(3) 高血压

高血压患者的血尿酸水平多高于正常人，尤其是未经治疗的高血压患者，约25%伴有高尿酸血症。高血压患者若服用含利尿剂的降压药，则有40% ~50%的人会伴有高尿酸血症。这是因为高血压病本身可引起大血管与微血管管腔痉挛狭窄，或动脉血管硬化而致血液不畅，从而使组织和器官因供血不足引发乳酸水平升高，进而抑制肾小管分泌尿酸；同时，若体内尿酸合成增加，而肾脏清除尿酸的能力下降，外加噻嗪类利尿药的作用，造成血容量减少，尿酸重吸收增加，则更易形成高尿酸血症。

高血压和高尿酸血症同时存在者，冠心病及其他心血管病发生的危险性比单纯高血压患者高2~3倍。高尿酸血症病程越长，尿酸越高，肾脏损伤越重，血压也越高，其原因可能是尿酸结晶直接沉积于小动脉壁而损害动脉内膜，引起动脉硬化而加重高血压。

（4）糖尿病

国外报道，糖尿病合并高尿酸血症者达25%，有人把肥胖症、痛风和糖尿病合称为三联征，因为肥胖可诱发高尿酸血症和高血糖。

血尿酸升高可能会直接损害胰岛B细胞，影响胰岛素的分泌，从而引发糖尿病。糖尿病患者，尤其在发生酮症酸中毒时，有机酸竞争性抑制肾小管分泌尿酸，易导致高尿酸血症的出现。人类的尿酸值像血糖一样，随着年龄的增长有升高的趋势，而糖尿病和痛风都是体内代谢异常所引起的疾病，两者有共同的发病基础，如营养过剩、胰岛素抵抗等。

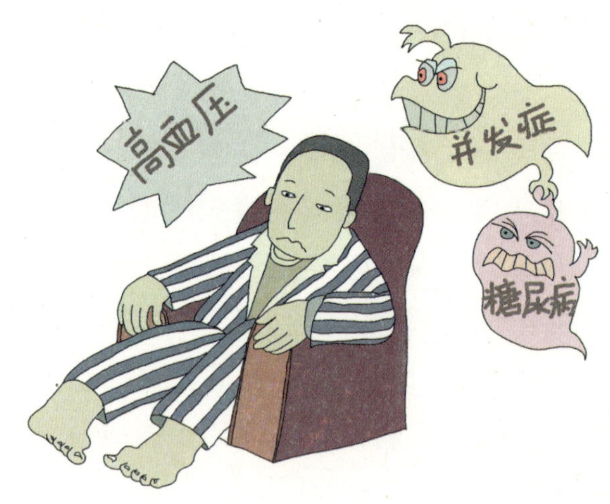

29 什么是痛风肾病

痛风肾病是尿酸性肾病的简称，是由于血尿酸产生过多或排泄减少形成高尿酸血症的肾损害，是痛风发展的第四个阶段，也称痛风晚期，伴有肾功能减退，严重时会出现肾衰竭、尿毒症。

痛风肾病伴有尿酸结石的形成，临床表现为小分子蛋白尿、水肿、夜尿、高血压、血和尿的尿酸升高及肾小管功能损害。

痛风肾病在西方国家很常见，在我国则多见于北方，其发病无明显的季节性，肥胖、长期过量食用肉类及酗酒者发病率较高。

痛风肾病如能早期发现，并给予高尿酸血症的适当控制和肾功能的保护治疗，肾脏病变可减轻或停止发展。如延误治疗或治疗不当，则病情可恶化并发展为终末期肾衰竭，痛风肾病达到无尿期时需要透析治疗，会严重影响生活质量。

30 痛风会引起哪些肾脏病变

痛风可以引起肾脏功能的损害。20% ~25% 的痛风患者有尿酸性肾病，有肾脏病变者几乎为 100%，包括痛风性肾病、急性梗阻性肾病和尿路结石。

（1）痛风性肾病

20% 患有持续性高尿酸血症的患者在临床上有肾病表现，经过数年或更长时间可先后出现肾小管和肾小球受损，少部分发展至尿毒症。尿酸盐肾病的发生率仅次于痛风性关节损害，并且与病程和治疗有密切关系。研究表明，尿酸盐肾病与痛风性关节炎的严重程度无关，即轻度的痛风性关节炎患者可有肾病变，而严重的痛风性关节炎患者不一定有肾脏异常。痛风患者早期有轻度单侧或双侧腰痛，以后出现轻度水肿和中度血压升高，尿呈酸性，有间歇或持续蛋白尿，一般不超过 + +。凡出现上述症状者，几乎均有肾小管浓缩功能下降，出现夜尿、多尿、尿相对密度偏低等症状，5 ~10 年后肾病加重，进而发展为尿毒症，17% ~25% 死于肾衰竭。

（2）尿路结石

痛风患者的尿呈酸性，尿酸在酸性环境中的溶解度下降，因而尿中尿酸浓度增加。尿酸逐渐沉积形成结石，较小的结石随尿排出，虽常无感觉，但尿沉淀物中可见细小褐色砂粒；较大的结石可阻塞输尿管，引起血尿及肾绞痛，还有可能因尿流不畅继发感染成为肾盂肾炎；尿酸形成的巨大结石可造成肾盂肾盏变形、肾盂积水。

（3）急性梗阻性肾病

急性梗阻性肾病见于血尿酸和尿中尿酸明显升高的患者，通常由于大量尿酸结晶广泛性梗阻于肾小管所致。

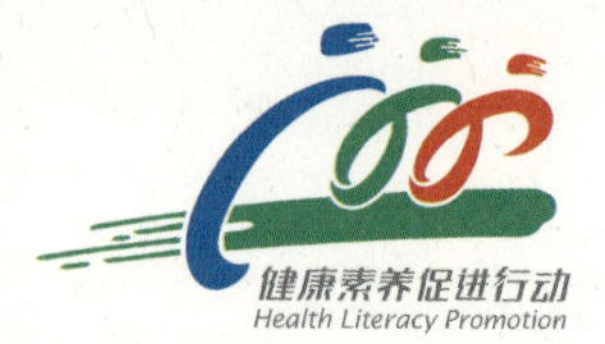

31 儿童和青少年患痛风时有什么特点

儿童和青少年痛风指痛风患者的发病年龄在 30 岁以下，多见于男性。10 岁以下的患者较少见，但儿童和青少年一旦患有痛风，往往病情较重，容易夭折于肾衰竭或其他并发症。

儿童和青少年痛风一般有以下特点：

①大都有家族史，阳性率高达 70% 以上，远远超过一般痛风患者 15% ~25% 的阳性率。

②病情重，血尿酸水平较高，且尿酸排出量大都增加，提示体内尿酸生成明显增多。

③痛风性关节炎出现相对较晚，但比较严重，疼痛剧烈、发作频繁、间歇期短，甚至持续性发作，无明显间歇期。

④以痛风肾或尿酸性肾结石为多见，肾功能损害严重，容易死于肾衰竭或感染。

⑤绝大多数患者为原发性痛风，多为先天性酶缺陷或有白血病、淋巴癌、恶性肿瘤等疾病。

⑥预后差，病死率高，治疗效果不理想。

对于已经诊断的儿童和青少年痛风患者，病因诊断尤为重要，应尽早确定患者是否存在各种恶性疾病，以便及早治疗，更要注意保护患者的肾功能，预防或延缓肾衰竭的发生。

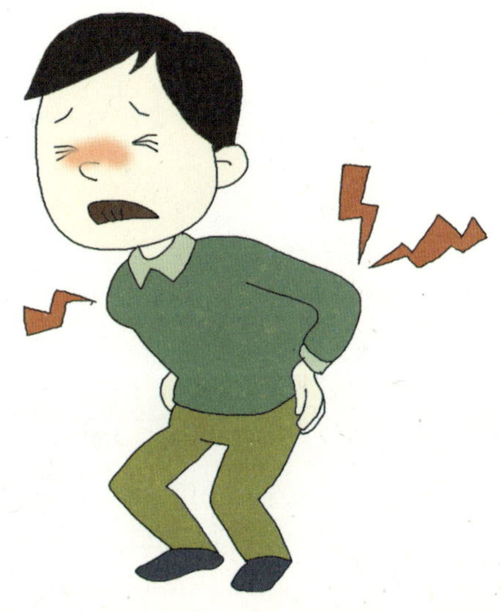

32 老年人患痛风会表现出哪些特点

①老年人患慢性痛风主要是多基因遗传性肾脏尿酸排泄障碍，其次是多基因遗传性尿酸产生过多。

②老年痛风患者易并发多种慢性疾病，如肥胖症、高血压、冠心病、高血脂和糖尿病等。在治疗时可能与原发病发生矛盾，特别是老年人易发生泌尿系统感染，更容易形成肾结石。

③老年痛风患者在疾病早期即易发生痛风石，且可以发生在非典型部位。

④老年痛风较易影响患者手部小关节，有时较难与骨性关节炎相鉴别，关节边缘的侵入性改变和骨溶解性是痛风的特征性改变。

⑤老年痛风患者中继发性痛风较多，女性患者比例增高。由于雌激素的作用，肾脏对尿酸的清除率较高，故生育期妇女尿酸值明显低于同龄男性，发生痛风者罕见。老年女性体内雌激素水平明显降低，减少了尿酸排泄，因而发生痛风者相应增多，并接近男性患者的发病率。

⑥老年痛风患者疼痛阈值升高，关节疼痛感觉减轻，少有强烈的关节剧痛，以钝痛的慢性关节炎较多见，易与其他骨关节炎混淆。

33 为什么痛风越来越年轻化

提及痛风，相信很多人都有所了解，但在传统的观念里，痛风是只有老年人才会患的疾病，以至于很多年轻人被诊断出痛风后会觉得不可思议。但事实上，如今痛风的患病人群正存在着越来越年轻化的趋势。

由于痛风有自限性，数小时或数天、数周内可以自行缓解，并且发作的间歇期长，有时候一年或者好几年才发生一次，因此，不少年轻人容易忽视痛风的发作，误以为是其他疾病。但如果痛风发作后不引起重视，继续不健康的饮食习惯，发作会逐渐频繁，转为每年 2 ~ 3 次，进而每月 2 ~ 3 次，甚至造成关节畸形、行走困难，影响日常生活，严重者还可使肾脏受损，出现尿酸性尿路结石、痛风性肾病等。

通过以上介绍，相信大家对痛风病为什么越来越年轻化已经了解清楚。所以，痛风是老年人的专利是不正确的说法，如果饮食、生活习惯不健康、不规律，就极易使尿酸增高，导致痛风出现的概率提高。

那么，面对痛风越来越年轻化的趋式，年轻人该采取哪些方式预防痛风呢？

对于年轻人来说，饮食控制是预防高尿酸的最佳手段。骨科专家提醒年轻人，少吃嘌呤高的食物，比如动物内脏、海鲜、肉类、豆腐等；少吃火锅；少摄入热量和脂肪，肥胖会引起内分泌系统紊乱，嘌呤代谢加速也可能导致血尿酸浓度增高。

多喝水和多吃碱性食物也是预防痛风的方法之一。每天应至少喝水2000毫升，以增加尿量，尽可能把过多的尿酸排出去。多吃碱性食物，比如蔬菜、牛奶、水果、粗粮等，增加体内碱储量，能够起到中和高尿酸的作用。

34 为什么痛风更偏爱男性

在生活中，痛风病是比较常见的疾病，我们可以发现，患痛风的男性比女性要多，因此很多人就有了疑问，痛风偏爱男性的原因是什么呢?

痛风男女发病比例是 20∶1，因为女性体内雌激素能促进尿酸排泄，并有抑制关节炎发作的作用，而男性喜饮酒、赴宴，喜食富含嘌呤、蛋白质的食物，易使体内尿酸增加。有医生统计，筵席不断的痛风患者，占所有痛风发病患者的 30%。

此外，常吃火锅者患痛风的概率也相对较高，这是因为火锅原料主要是动物内脏、虾、贝类、海鲜，如若吃火锅的同时再饮啤酒，更是“火上浇油”。调查表明：涮一次火锅比一顿正餐摄入嘌呤高 10 倍，甚至数十倍，而一瓶啤酒可使尿酸升高一倍。

痛风与糖尿病一样是终生疾病，预防痛风发作的关键是自己控制饮食，少食嘌呤含量高的食物，如肉、鱼等，多食嘌呤含量低的食物，如瓜果、蔬菜，做到饮食清淡，低脂低糖，此外还要多饮水，以促进体内尿酸排泄。

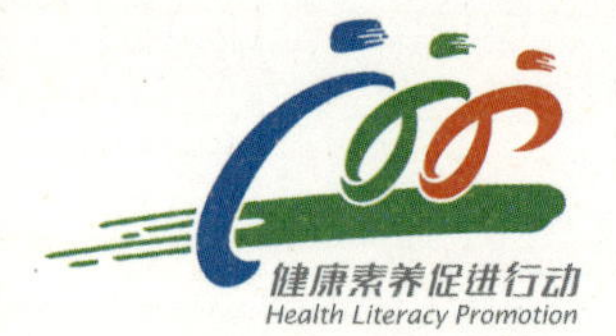

男性不要酗酒，荤腥不要过量。一旦诊断为痛风病，肉、鱼、海鲜都在限食之列，辛辣、刺激的食物也不宜多吃，还要下决心戒酒。

通过以上介绍，相信大家对痛风病偏爱男性的原因已经有所了解。痛风的出现与我们的生活饮食习惯息息相关，所以就算发病率较小的女性也不要忽视痛风，因为发病的概率虽小，但并不是没有，所以还是需要注意。

第二章

痛风的诊断与治疗

1 如何自测是否患有痛风

13 个问题，迅速自测是否患上痛风。

①急性关节炎发作超过 2 次。

②发作时，发炎反应在 1 天内达到最剧烈的程度。

③发作时，只侵犯单一关节。

④受侵犯的关节发红。

⑤大脚趾和脚掌间的关节疼痛或肿胀。

⑥发作时，只侵犯单侧大脚趾与脚掌间的关节。

⑦发作时，只侵犯单侧的脚掌关节。

⑧关节出现痛风石。

⑨伴有高尿酸血症。

⑩X 光片可见受侵犯关节不对称肿胀。

⑪X 光片可发现骨质下的囊肿侵蚀。

⑫发作时，抽出的关节液在显微镜下发现尿酸结晶。

⑬发作时，抽出的关节液在显微镜下发现微生物。

符合以上项目 6 项或 6 项以上，即可诊断为痛风。

2 怀疑患有痛风应该去医院哪个科室做检查

痛风初次发作的剧痛在几天之内可自然消退，不会对生命造成威胁，但是，如果因为疼痛消失就不再关注、任其发展，急性痛风转为慢性痛风后，疼痛就会反复发作。另外，痛风患者患上高脂血症、高血压、肾病、糖尿病等并发症后，病情很容易恶化。因此，一旦痛风发作，应及时就医。

痛风患者可以就诊的科室主要有内分泌科、外科、风湿免疫科、泌尿外科等。

当患者尿酸值偏高或被诊断为高尿酸血症时，一般去内分泌科就诊。如果医院没有内分泌科，那么也可以去外科或风湿免疫科诊治。

如果高尿酸血症患者初次痛风发作，可以去外科或风湿免疫科就诊。

如果痛风及风湿患者病情恶化、关节遭到破坏，需进行外科手术。

如果患者病情转化为慢性，肾脏功能受损，尿路出现问题，则应去泌尿外科就诊。

3 怀疑痛风时需要做哪些检查

血尿酸测定是诊断痛风最简便且有价值的实验室检查，是诊断痛风最直接的实验室检查依据，也是确诊的必需条件。必要时还可以测定尿液中的尿酸含量，尿液中的尿酸含量是反映肾小管对尿酸重吸收功能和分泌功能的一项检查，在临床上可以判断高尿酸血症是尿酸生成过多还是尿酸排泄减少造成的，或者两种原因兼有。

具体的实验室检查如下。

（1）血尿酸测定

急性发作期，绝大多数患者血清尿酸含量升高，此时一般采用尿酸氧化酶法测定，男性大于416微摩尔/升(7毫克/分升)，女性大于357微摩尔/升（6毫克/分升)，具有诊断价值。若已用排尿酸药或肾上腺皮质激素，则血清尿酸含量在缓解期间可以正常。有2%～3%患者呈典型痛风发作但血清尿酸含量小于上述水平。

（2）尿液中的尿酸测定

在无嘌呤饮食及未服影响尿酸排泄药物的情况下，正常成人24小时尿液中的尿酸总量低于3.54毫摩尔/升(600毫克/24小时)。90%原发性痛风患者24小时尿液中的尿酸排出小于3.54毫摩尔/升，故尿液中的尿酸排泄正常并不能排除痛风的可能性。而如果尿液中的尿酸大于750毫克/24小时，则提示尿酸产生过多，尤其是非肾源性继发性痛风，血尿酸升高，尿液中的尿酸亦明显升高。

（3）血常规、尿常规和血沉检查

①血常规和血沉检查：急性发作期，外周血白细胞计数升高，中性粒细胞相应升高，肾功能减退者，可有轻、中度贫血，血沉增快。

②尿常规检查：病程早期一般无改变，累及肾脏者，可有蛋白尿、血尿、脓尿，偶见管型尿。并发肾结石者，可见明显血尿，亦可见酸性尿石排出。

（4）关节腔穿刺检查

急性痛风性关节炎发作时，肿胀关节腔内有积液，抽取积液检查，可进一步确诊。具体检查方式分以下4种。

①偏振光显微镜检查。

②普通显微镜检查。

③尿酸盐溶解试验。

④紫外分光光度计测定。

（5）痛风结节内容物检查

对痛风结节进行活检或穿刺吸收其内容物，又或从皮肤溃疡处采取黏稠物质涂片，查到特异性尿酸盐的阳性率极高。

（6）X线检查

骨关节为痛风患者常见的受累部位，骨骼内有大量钙盐，因而密度较高并与周围软组织形成良好对比，病变易为X线检查所显示。普通X线摄片和X线数字摄影（CR或DR）简单易行，费用

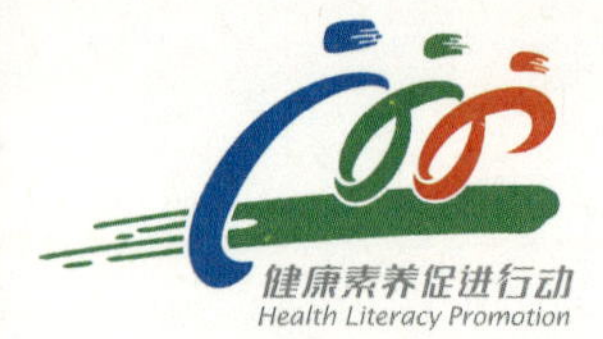

较低，可显示四肢骨关节较为明显的骨质改变、关节间隙和骨性关节面异常及关节肿胀。

X 线平片通常作为了解痛风患者有无骨关节受累的首选影像学检查方法。

（7）CT 与 MRI 检查

沉积在关节内的痛风石，根据其灰化程度的不同，在 CT 扫描中表现为灰度不等的斑点状影像。痛风石在 MRI 检查的 T1 和 T2 影像中均呈低到中等密度的块状阴影。两项检查联合进行，可对多数关节内痛风石作出准确诊断。

痛风检查测定血尿酸时有哪些注意事项

①抽血前应避免剧烈运动，如奔跑和快速登高等。

②抽血前停用影响尿酸排泄的药物，如水杨酸类药物、降压药及利尿药等，应至少停药 5 天以上。

③应在清晨空腹状态下抽血送检，患者抽血前一天应尽量避免高嘌呤饮食并禁止饮酒。

④由于尿酸有时呈波动性，故血尿酸测定正常不能完全排除尿酸增高的可能性，如临床有可疑处，应重复检查。

5 痛风患者应如何选择住院治疗的时机

痛风是一种慢性病，特点是急性期与间歇期、慢性期交错，需要长期，甚至终身治疗。如长期住院，经济和时间等负担，不但使一般家庭难以承受，医院也无法容纳如此多的患者，因此只要病情稳定，患者可以在家休养或接受社区医生的治疗。

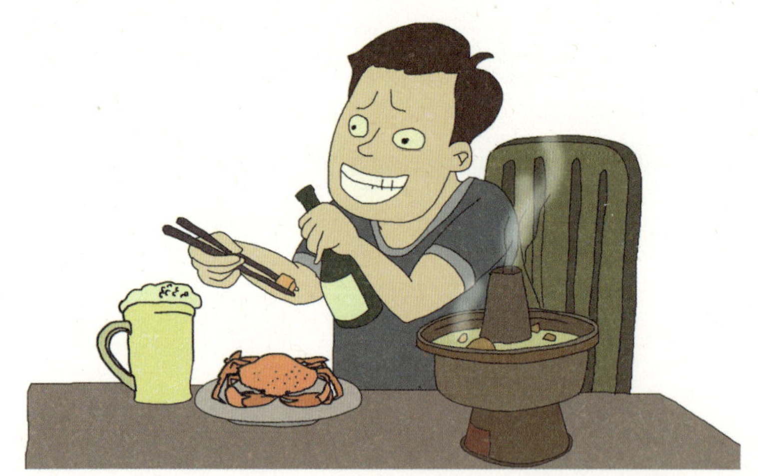

每个痛风患者都应长期不懈地坚持自我保健和合理治疗，治疗的总体原则是合理的饮食控制、有效的药物治疗、充足的水分摄入、规律的生活方式、适量的体育运动和定期的健康体检（主要监测血尿酸）。

患者关节炎急性发作期，如踝、手腕、膝、肘等关节局部红、肿、热、痛及功能障碍，体温超过38℃，严重影响患者工作及日常生活时，或伴有严重高血压、冠心病、糖尿病、肾功能不全，甚至肾衰竭等并发症时，应住院治疗，缩短急性期的病程，防止意外的发生，促进机体早日康复。

6 中医如何认识痛风的病因

痛风性关节炎疼痛剧烈，因其发作时就像被虫子咬得遍体鳞伤般“痛不欲生”，故称“痛风”，从中医上来讲，痛风属于“痹症”“历节风”等范畴。

中医认为，痛风的发病原因是饮食过剩、酗酒、过度劳累和感受风寒湿热等邪气。痛风的临床变化比较复杂，很难用一个中医名词统括起来，因为中医讲求整体观念，根据疾病发展不同阶段的主要矛盾来灵活调治。

痛风临床多表现为急、慢性关节炎。

痛风急性期主要表现为急性痛风性关节炎，症见关节疼痛剧烈、红肿热痛，可伴有发热、出汗、咽痛等，应辩证为湿热痹症，是风湿热邪停留在经络关节，闭阻气血所致。

慢性期症状较轻，关节疼痛遇冷加重，局部皮肤微红或不红，多属寒湿痹症，是风寒湿邪气侵袭人体经络，经气不通、气血不畅所致。若反复发作，引起关节畸形，可按中医痹症论治。

痛风发展至后期，尿酸盐沉积于肾间质和肾小管，引起肾脏病变，为痛风肾病。中医在痹症的基础上，又可根据表现辩证为水肿、虚劳等，严重时可发展为“关格”。

7 如何鉴别痛风与其他关节病变

（1）类风湿性关节炎的特点

类风湿性关节炎患者一般以青、中年女性为多见，好发于四肢的小关节，表现为对称性多关节炎，受累关节呈梭形肿胀，常伴晨僵，反复发作可引起关节畸形。类风湿因子多阳性，但血尿酸不高，X 线片可见关节面粗糙和关节间隙狭窄，晚期可有关节面融合，但骨质穿凿样缺损不如痛风明显。

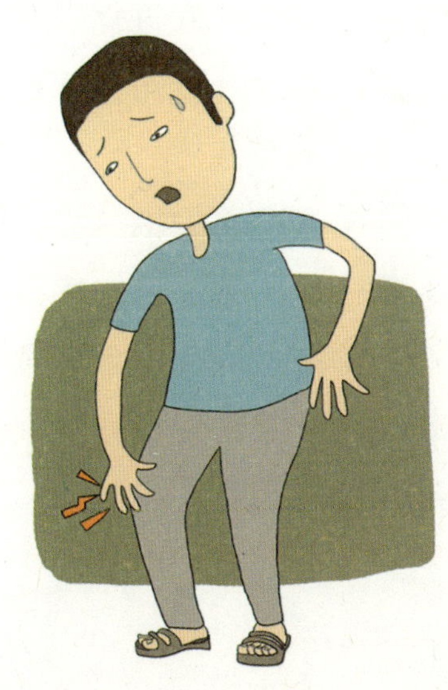

（2）化脓性关节炎和创伤性关节炎的特点

创伤性关节炎一般都有关节外伤史，化脓性关节炎的关节囊液可培养出致病菌，两者的血尿酸均不高，关节滑液检查无尿酸盐结晶。

（3）关节周围蜂窝织炎的特点

患有关节周围蜂窝织炎时，关节周围软组织明显红肿，畏寒和发热等全身症状突出，但关节疼痛往往不如痛风显著，周围血白细胞计数明显增高，血尿酸正常。

（4）假性痛风的特点

假性痛风多为关节软骨矿化所致，多见于用甲状腺素进行替代治疗的老年人，且女性较男性多见。在假性痛风中，膝关节为最常受累关节；关节炎症状发作常无明显季节性，血尿酸正常；关节滑液检查可发现有焦磷酸钙结晶或磷灰石，X 线片可见软骨成线状钙化，尚可有关节旁钙化。部分假性痛风患者可同时合并痛风，这时可有血尿酸浓度升高，关节滑液可见尿酸盐和焦磷酸钙 2 种结晶。

（5）银屑病关节炎的特点

银屑病关节炎常累及远端的指（趾）间关节、掌指关节和跖趾关节，少数可累及脊柱和骶髂关节，表现为非对称性关节炎，可有晨僵。银屑病关节炎 X 线片可见关节间隙增宽、骨质增生与破坏可同时存在，末节指远端呈铅笔尖或帽状。约 20% 的患者可伴血尿酸增高，有时难以与痛风相区别。

8 如何鉴别痛风与风湿

痛风是嘌呤代谢紊乱所引起的以关节、结缔组织和肾脏的炎性变化为主的代谢性疾病。当体内嘌呤代谢产物尿酸产生过多，超过肾脏排泄能力时，尿酸即在血液及组织内积聚，形成痛风。痛风在急性发作期常表现为关节疼痛、红肿，很易误诊为“风湿”性关节炎。

风湿是以肌肉、关节疼痛为主的一类疾病，主要影响身体的结缔组织，可能是免疫系统损伤造成的。中医认为风湿是由于风、寒、湿、热等外邪侵袭人体，闭阻经脉引起的。

这两种病症虽然都会导致关节疼痛，但是风湿病主要是膝关节、肩关节、腰等大关节疼痛，与天气变化联系密切，临床检验表现为风湿指标偏高，血沉高；痛风则表现为大脚趾痛，经常在半夜发作，脚无法着地，一般会出现红肿热痛，与气候没有太大的联系，临床检验表现为血尿酸浓度高。

痛风常见于40岁以上的男性，表现为夜间突然发作，剧烈疼痛，72小时达到顶峰，1～2周可自行消失，数年再发作。当摄入含嘌呤多的食物时，如动物内脏、沙丁

鱼、酵母、烟、酒等，高尿酸在血液和组织内积聚易形成痛风石，多见趾骨关节周围，亦可形成肾结石等。急性风湿性关节炎是与链球菌感染有关的变态反应性疾病，常见于青少年，多发作于关节受风湿之后，具体症状如膝盖、踝、肘、腕等关节的游走性关节炎，心肌及瓣膜同时损伤，也就是这个病可同时表现“舔关节、咬心脏”。

就治疗方式来说，痛风是用抗嘌呤代谢、促尿酸排泄的药物，如秋水仙碱控制症状，而风湿性关节炎采用水杨酸类药物。随着时间的推延，屡屡发作痛风的关节，不仅组织损害，而且骨质的关节端有侵蚀，再加上痛风石的沉积，使关节呈慢性炎症和关节畸形，很易与类风湿性关节炎相混淆。

类风湿性关节炎是一种以关节病变为主的慢性全身性自身免疫性疾病，有遗传性，是一个慢性顽症，病因不清楚，与多种因素综合作用相关，不及时治疗则几乎所有内脏器官都会受累：全关节可发生破坏性病变，引起关节慢慢变畸形、强直；双手呈鸡爪状、功能丧失，甚至瘫痪；骨和骨骼肌萎缩，还常常伴有关节外的症状，化验可见类风湿因子阳性。

以上就是对痛风与风湿的区别，不管是风湿还是痛风，对人体的危害都是巨大的，所以建议大家要做到早发现、早治疗，一旦身体不适，要及时到医院进行诊治。

9 如何鉴别痛风与骨刺

多数痛风患者首次发作常于深夜因关节痛而惊醒，疼痛进行性加剧，在12小时左右达高峰，呈撕裂样、刀割样或咬噬样，难以忍受。受累关节及周围组织红、肿、热、痛和功能受限，但多于数天或2周内自行缓解。

痛风首次发作多侵犯单关节，部分发生在第一跖趾关节，其次为足背、足跟、踝、膝、腕和肘等关节，可同时累及多个关节，表现为多关节炎，但肩、髋、脊柱和颞颌等关节较少受累。部分患者可有发热、寒战、头痛、心悸和恶心等全身症状，可伴白细胞计数升高、红细胞沉降率增快和C反应蛋白增高等。

骨刺是关节炎的一种表现，本病主要是由于机械应力分布失衡或负载过度引起软骨磨损所致。而痛风是因尿酸引起的疾病。

骨刺起病缓慢者膝关节疼痛不严重，可持续性隐痛，气温降低时疼痛加重，与气候变化有关，晨起后开始活动、长时间行走、剧烈运动或久坐起立开始走时膝关节疼痛僵硬，稍活动后好转，上、下楼困难，下楼时膝关节发软，易摔倒。此外，蹲起时疼痛、僵硬，严重时，关节酸痛胀痛，跛行，关节功能受限，以下蹲最为明显，伸屈活动有弹响声，部分患者可见关节积液，局部有明显肿胀、压痛现象，合并风湿病者关节红肿、畸形。

骨刺与痛风虽然症状相似，但是病情却不同，所以患者出现不适症状的时候，不要妄自下定论，及时检查并针对性治疗才能控制病情，恢复健康。

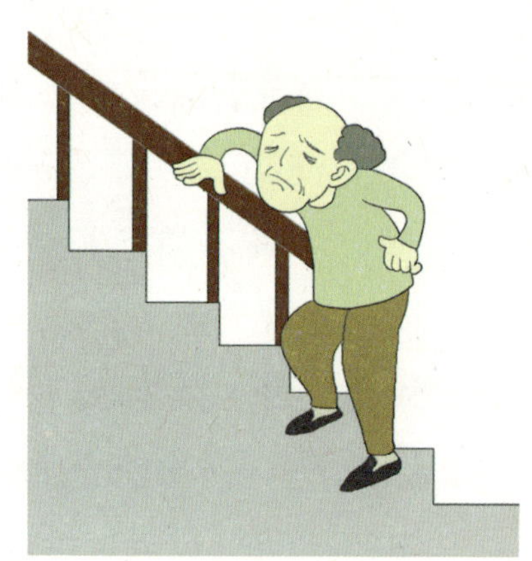

10 痛风的治疗目标是什么

（1）纠正高尿酸血症，控制急性发作

使血尿酸水平保持在正常范围之内，防止因尿酸盐沉积于肾、关节等引起炎症反应及并发症。如已经发作，则应在最大程度上减少复发，保持关节的正常结构和功能。

（2）纠正代谢紊乱，稳定健康状况

预防和治疗糖尿病、肥胖症、高血压、血脂异常等代谢紊乱疾病，采取各种防治措施，培养健康的生活方式，维持良好的健康状态。

痛风患者需要合理的饮食、充足的水分摄入、规律的生活习惯、适当的体育锻炼、有效的药物治疗、定期的健康检查。

①尽可能迅速终止痛风性关节炎的急性发作，防止慢性痛风性关节炎的形成与关节损害，保证关节功能的正常。

②防止急性痛风关节炎的复发，减少尿酸合成，促进尿酸排泄，从而纠正高尿酸血症，使血尿酸保持在正常范围内。

③防止或治疗高脂血症、糖尿病、高血压病、肥胖症等能使痛风恶化的疾病，以防治痛风、心律失常、心力衰竭、心肌梗死等威胁生命的严重并发症。

④防止或治疗尿酸盐结晶在关节、肾脏或其他部位沉积所引起的并发症。

⑤防止肾脏尿酸结石的形成，加强各种治疗措施，防止尿酸盐在肾脏沉积而造成损害，保持良好的肾脏功能。

⑥稳定患者的健康状况，增强体质，提高免疫力，控制病情发展，保证患者正常的工作和学习。

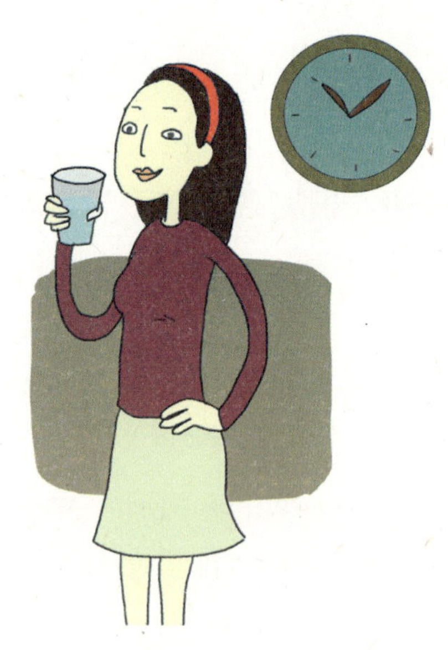

11 治疗痛风要坚持哪些原则

①对待痛风石，应坚持“防重于治”，若已形成痛风石，则处理方法有2种，其一为泻盐，其二为手术治疗。

②有明显继发因素的患者，要尽快去除病因。

③对所有痛风患者，包括做过痛风石手术的患者、解除了继发病因的患者和原因不明的患者，都要坚持较长时间降尿酸和恢复肾脏功能的治疗。

④尿酸对肾脏的损伤需要相当长时间的恢复，一般要坚持1~2年的治疗。

⑤在治疗痛风的同时，应积极地治疗并发症，并且选用对痛风无不良影响的药物。

⑥待关节炎停止发作，血尿酸水平恢复正常半年至1年后，可以停止对痛风的治疗，但1~2个月应定期检查1次血尿酸，如发现尿酸再度升高时，应继续服用降尿酸药物。

12 治疗痛风应从哪些方面用药

(1) 使用解热、镇痛、抗炎药

包括秋水仙碱、非类固醇抗炎药和糖皮质激素，这些药物对解除急性痛风和痛风间歇性发作的炎症有较好疗效。

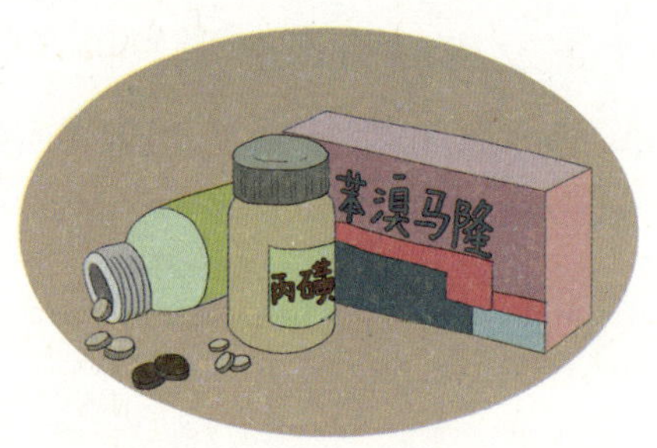

(2) 使用促进尿酸排泄的药物

有丙磺舒、苯磺吡酮、苯溴马隆等，在慢性痛风发作间歇期，积极、持久、合理的选用降低尿酸的药物可有效减少痛风复发。

(3) 使用抑制尿酸生成的药物

如别嘌醇，比促尿酸药更适合有肾功能损害的患者。

(4) 其他药物

如用碳酸氢钠以碱化尿液，进行尿路调养等。

13 痛风患者不可不知的主要药物及其不良反应

（1）秋水仙碱

秋水仙碱又叫做秋水仙素，相信痛风病患者都应该用过，该药物可以减少沉积在人体关节、组织内的尿酸晶体和尿酸分子，但最大的一个作用是消除痛风病急性发作带来的疼痛，也就是具有明显的止痛效果，因为痛风发作的时候给患者带来的痛苦是巨大的。

毒副作用：严重胃肠道疾病、骨髓增生低下、肾和肝功能不全者禁用。由于本药可致胎儿畸形，所以孕妇和哺乳期妇女禁用。

秋水仙碱是痛风发作期的首选药，但毒性也较大，不良反应较多，故应在医师指导下服用，出现不良反应时应立即停药，且一般无长期使用的必要。

（2）非类固醇抗炎药

非类固醇抗炎药可以在短期内迅速缓解疼痛，在治疗痛风性关节炎中的作用与秋水仙碱相同，但由于秋水仙碱的毒副作用较大，因此很多痛风患者更愿意使用非类固醇抗炎药进行治疗。非类固醇抗炎药能缓解关节的红、肿、热、痛等炎性症状，改善某些肌肉、骨骼和关

节的功能，并可有效地防治水肿。目前临床上常用的非类固醇抗炎药主要有吲哚美辛、双氯芬酸、布洛芬等。

不良反应：非类固醇抗炎药虽无秋水仙碱那样大的毒副作用，但其不良反应也较多，特别是长期或大量应用时，更容易发生不良反应，如胃肠道反应、肾损害、肝损害、神经系统损害、造血系统损害、心血管系统损害、皮肤损害等。需要长期用药时，应在医师或药师的指导下使用，用药过程中注意监测可能出现的各系统、器官和组织的损害。

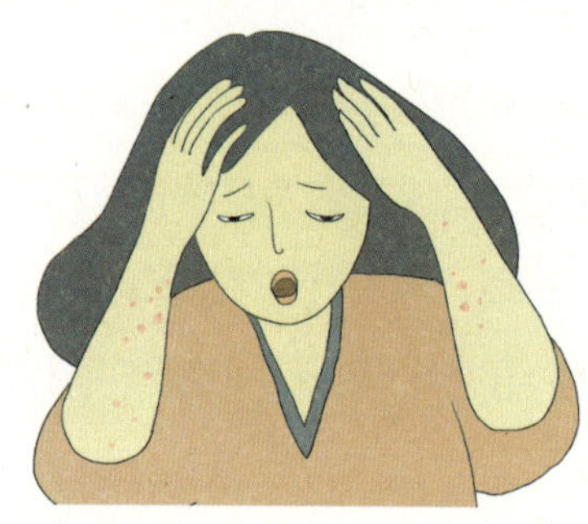

（3）别嘌醇

别嘌醇的主要作用是抑制肾小管对尿素的重吸收，也就是能够促进人体对于尿酸的排泄，达到降尿酸的作用，缓解患者的病情，防止尿酸在关节、肾脏的沉积，但是不能消除患者体内的已存在的尿酸盐，这是该药物的弊端。

毒副作用：头痛、眩晕、恶心、呕吐、便秘、腹泻、腹部不适、皮疹、药热、变态反应、溶血性贫血等。孕妇及哺乳期妇女禁用，对本药过敏、严重肝肾功能不全和明显血细胞低下者禁用。

俗话说："是药三分毒"，不管使用哪种药物治疗痛风，其副作用都是比较大的，因此患者要注意选择正规的医院进行治疗，遵医嘱服用药物。

14 为何痛风患者应慎用阿司匹林

研究发现，阿司匹林对肾脏代谢尿酸具有双重作用：大剂量阿司匹林（大于3克/天）具有促进尿酸排泄的作用，而小剂量阿司匹林（1～2克/天）会抑制肾小管排泄尿酸而使血尿酸升高。有研究提示，服用小剂量阿司匹林1周后，老年高尿酸血症及痛风患者的肾功能和尿酸清除率会发生明显改变。

由此可见，虽然阿司匹林已被用作防治心脑血管疾病的常规药物，但对痛风或高尿酸血症患者而言，长期服用微小剂量阿斯匹林可能会影响其肾功能和尿酸清除能力，临床医生在开具处方时应权衡利弊。

除阿司匹林外，免疫抑制剂（环孢素A、硫唑嘌呤）、利尿剂、含利尿剂的降压药（珍菊降压片、吲达帕胺、复方降压片、北京降压0号）、抗结核药（吡嗪酰胺、乙胺丁醇）以及烟酸（维生素B_1、维生素B_2）也会导致尿酸升高。长期服用上述药物的痛风或高尿酸血症患者一定要定期检测血尿酸。若血尿酸长期升高，不但容易导致痛风发作，而且血中的尿酸盐容易沉积在肾脏、关节等部位而引起器质性病变，尤其是肾脏，高浓度尿酸盐在肾组织内沉积可导致痛风性肾病，乃至肾衰竭的发生。

15 艾叶对痛风的治疗有明显作用吗

“艾叶”在南方是一种常见的植物，很多地方甚至还直接用艾叶草包米饭吃。它不仅可以泡脚或用于沐浴，还能起到治疗很多疾病的作用。

现代医学药理证明，艾草是一种消炎、止痛、利尿的药物，其对痛风的治疗有很好的作用，其中，“艾叶”泡脚的好处多，是一种常用的简单方式。

使用艾叶泡脚时，首先选取新鲜艾叶，直接放在脚盆中用沸水泡 20 分钟，然后取出艾叶，加水调温，根据自己适合的温度来调节水温，无需添加其他材料，直接泡脚即可，其中冬季泡脚更合适。

用艾叶水泡脚能有效的祛虚火、寒火，起到驱寒作用，此外，艾叶水泡脚还具有祛风消肿、利尿酸的作用，经常使用能够有效的降尿酸。

天天用热水泡脚本来就有促进血液循环的作用，况且艾叶能通十二经络，调理阴阳，所以长期使用会对痛风的治疗有很大的帮助。

综上所诉，艾叶对痛风病有一定的辅助治疗作用，但是要用于治疗还需要在专业医生的指导下进行，不要盲目使用，以免造成一些不必要的伤害，影响健康，耽误治疗。

16 痛风初次发作时应如何处理

急性痛风性关节炎一般在午夜或黎明时分突发，初次发作多见于跖趾关节，且发作部位往往只有一处。跖趾关节发生剧痛时，如果没有足部受伤、化脓、磕碰等其他原因，即可考虑是痛风发作所致，此外，常见的发作部位还有足部踝关节、脚背、跟腱附近等。

痛风初次发作时，如果没有止痛药物（非类固醇类消炎镇痛药等），请保持平躺姿势，用褥子、靠垫等将患肢垫起，高过心脏，避免关节负重，然后用浸过冷水的毛巾冷敷患处。切勿揉搓或按摩患处，否则会刺激炎症，加重病情。阿司匹林类消炎止痛药会加剧痛风的发作，所以应慎用。

痛风初次发作时的疼痛症状会在 7 ~ 10 天自行消失，但不能因此就忽略治疗。发作后需尽快找痛风病专科医生就诊，以防止病情恶化。

17 痛风急性发作时应如何处理

（1）使用秋水仙碱治疗

秋水仙碱对痛风急性发作疗效显著，通常在治疗后12小时症状开始缓解，36～48小时完全消失。

但需要注意的是，秋水仙碱引起的腹泻可造成严重的电解质紊乱，尤其对老年人，有可能导致严重的后果。

（2）选用非类固醇抗炎药治疗

非类固醇抗炎药通常用于已确诊的痛风急性发作，常与食物一起服用，连续服2～5天。

但这一方法的不良反应较大，可引起多种并发症，包括胃肠道不适，如恶心、呕吐、腹痛，以及高钾血症和体液潴留等。用非类固醇抗炎药有较大风险的患者包括老年患者、脱水者，尤其是有肾脏疾病病史的患者。

（3）抽吸关节液，随后注入皮质类固醇酯

这一方法适用于痛风性关节炎的急性发作，根据受累关节的大小，注入皮质类固醇酯。此外，促肾上腺皮质激素80单位，单剂量肌内注射也是一种非常有效的治疗方法，可同静脉用秋水仙碱时一样，特别适用于术后不能服药的痛风发作患者。多关节发作时，也可短期应用泼尼松。偶尔需联合应用几种药物，以治疗痛风急性发作。

除特殊疗法外，还需要注意休息，保证充足的液体摄入，防止脱水，减少尿酸盐在肾脏内的沉积。患者宜进软食，如疼痛难以忍受，有时需要可待因或使用夹板固定炎症部位。值得注意的是，降低血清尿酸盐浓度的药物，必须待急性症状完全控制之后才能应用。

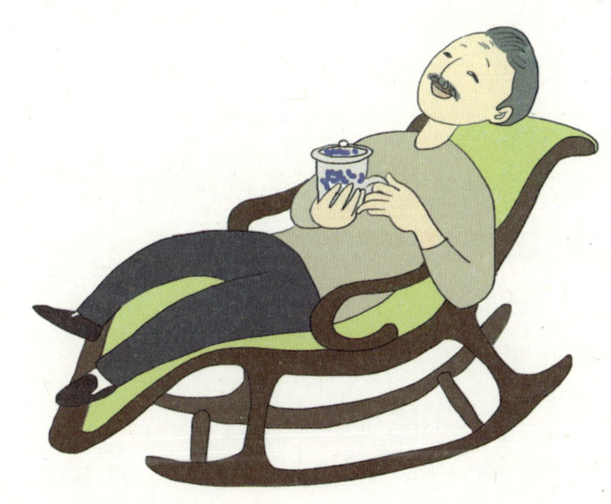

18 痛风静止期应如何控制高尿酸血症

要想控制高尿酸血症，在治疗开始时，必须每日服用秋水仙碱或非类固醇抗炎药，因为控制高尿酸血症的各种疗法在开始几周或几个月内都有易于引起痛风急性发作的作用。服用秋水仙碱或非类固醇抗炎药的同时，还要定期检查血清的尿酸盐浓度，以评价药效，并根据能否有效降低血清尿酸盐浓度来调节药物的种类与剂量。一般而言，痛风石需要数月乃至数年才能溶解，所以在静止期，应该维持血尿酸水平小于4.5毫克/分升。

静止期的治疗方法包括以下几种。

（1）促进尿酸排泄疗法

口服丙磺舒或苯磺唑酮均可，调节用药剂量以维持血清尿酸盐浓度在正常范围内。苯磺唑酮比丙磺舒作用强，但毒性也大，水杨酸盐能对抗上述两种药物，有促进尿酸盐排泄的作用，应避免使用。对乙酰氨基酚具有与水杨酸类似的镇痛作用，却不影响尿酸排泄。

（2）抑制尿酸合成法

别嘌呤醇可抑制尿酸合成，同样也能控制血尿酸盐浓度。别嘌呤醇的副作用主要有轻度胃肠道不适、潜在危险性皮疹、肝炎、血管炎和白细胞减少，应特别注意，在治疗的同时要监测肝功能、血象。

（3）辅助治疗

所有痛风患者都需要摄入大量液体，每日至少2～3升，以促进尿酸结石的排出，尤其是以前患有慢性尿酸结石的人，更应该坚持如此。

痛风患者可每日服用碳酸氢钠或枸橼酸钠，达到尿液碱化的目的。

临睡前服用乙酰唑胺，能有效碱化晨尿，但需要注意的是，要避免尿液过碱化，否则会增加肾结石的风险。

药物可以有效降低血清尿酸盐浓度，但也要适当限制饮食中的嘌呤含量。

痛风静止期应设法减轻肥胖患者的体重，正常皮肤区域的巨大痛风石可以手术切除，其他的痛风石可通过适量降低尿酸治疗缓慢地解决，为使肾结石崩解，也可以考虑使用体外超声波碎石术。

19 不同时期的痛风有哪些不同的治疗方法

（1）痛风性关节炎急性发作期

痛风性关节炎急性发作期的治疗重点：及时治疗，控制症状。

控制痛风性关节炎急性发作最有效的药物是秋水仙碱，其他药物还有非类固醇类抗炎药、糖皮质激素等。非类固醇类抗炎药常用吲哚美辛，初始剂量为25～75毫克，每6～8小时1次，每日不超过200毫克。其他如双氯芬酸，每次口服50毫克，每日2～3次；布洛芬，每次0.3～0.6克，每日2次；罗非昔布，每日25毫克。上述常规治疗无效或出现严重不良反应时，可以考虑应用糖皮质激素。

（2）痛风间歇发作期

痛风间歇发作期的治疗重点：维持尿酸在正常值，保护肾功能，预防痛风性肾病的发生。

在痛风间歇发作期，最好适当联合抑制尿酸生成的药物和促进尿酸排泄的药物，以降低血尿酸浓度。临床上使用抑制尿酸合成的药物如别嘌醇，每次100毫克，每日2～4次，最大剂量可增至600毫克，待血尿酸降至

360 微摩尔/升以下，可减量至能维持此水平的最适剂量。促进尿酸排泄的药物有丙磺舒、苯溴马隆、磺吡酮等。如果在痛风急性发作时使用别嘌呤及促尿酸排泄剂，非但无效，而且有可能延长发作期。

（3）慢性痛风性关节炎期

慢性痛风性关节炎期的治疗重点：避免急性关节炎的发生。

痛风性关节炎一旦发展成慢性则很难恢复，治疗上主要是避免急性关节炎反复发作，保护肾脏及关节功能，对于痛风结石较大者，可进行手术切除。

（4）痛风晚期

痛风晚期的治疗重点：积极控制高尿酸血症。

晚期痛风患者多数伴有痛风性肾病，此时应积极控制高尿酸血症，使尿酸含量长期维持在正常水平，保护肾功能，防止尿酸性肾病的发展。消除一切影响肾功能的因素，防止尿路感染、高血压、糖尿病及动脉硬化症的发生。

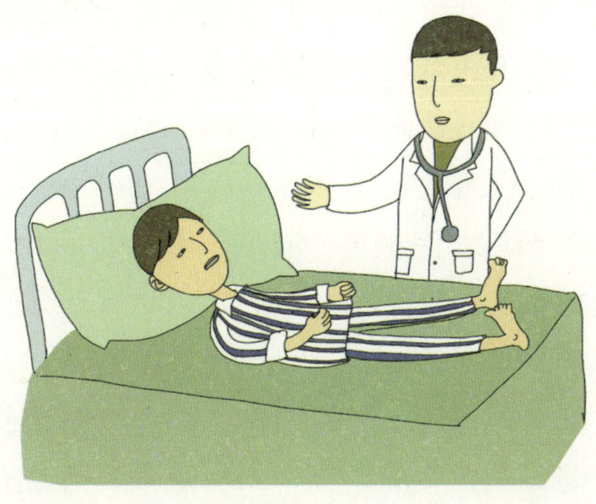

20 面对不同类型的痛风，中医如何对症下药

（1）寒湿痹阻型

肢体关节疼痛剧烈，红肿不甚，得热则减，关节屈伸不利，局部有冷感，舌淡红苔白，脉弦紧。治以温经散寒、祛风化湿，乌头汤加减。

川乌头、麻黄各6克，黄芪20克，炒白芍、鸡血藤、当归、生苡米、萆各15克，甘草9克，桂枝5克，细辛3克，土茯苓30克，生姜3片。

（2）湿热痹阻型

关节红肿热痛，肿胀疼痛剧烈，筋脉拘急，手不可近，更难下床活动，日轻夜重，舌红苔黄、脉滑数。治以清热除湿，活血通络，宣痹汤加减。

防己、杏仁、连翘、蚕沙、赤小豆、姜黄、秦艽各10克，滑石、海桐皮、灵仙、萆、泽泻各15克，山栀、半夏各6克，薏苡仁、土茯苓各30克，虎杖20克。

（3）痰（湿）阻血瘀型

痛风历时较长，反复发作，骨节僵硬变形，关节附近呈暗红色，疼痛剧烈，痛有定处，舌暗有淤斑，脉细涩，治以活血化瘀、化痰通络，身痛逐瘀汤加减。

桃仁、红花、当归、羌活、秦艽各12克，地龙、牛膝各20克，五灵脂、川芎、没药、香附各9克，生甘草、全虫、蜂房各6克，乌梢蛇、白芥子、僵蚕各10克。

（4）血热毒侵型

关节红肿痛，病势较急，身热汗出，口渴心烦，舌红苔黄，脉数，治以清热解毒，凉血利尿，痛风止痛汤（经验方）加减。

生地、红藤、川牛膝、金钱草、土茯苓、金银花各30克，丹皮、黄柏各10克，虎杖、赤芍、车前子（包煎）、路路通、水牛角各15克，地龙12克，生甘草9克。

（5）肝郁乘脾型

头眩、胸闷憋气、烦躁易怒、脘腹胀满、肢节酸楚、肿胀、结节，下肢沉重、精神紧张加重，舌红苔薄，脉弦数，治以舒肝泄热、健脾祛湿，疏肝解郁消骨汤（经验方）加减。

柴胡12克，红花、枳实、木香、香附、郁金、丹皮、木瓜、夏枯草、元参各10克，龙胆草、黄芩、黄柏、木通、丹参、萆各15克，元胡、黄芪各20克。

（6）脾虚湿阻型

关节酸楚沉重、疼痛部位不移，关节畸形、僵硬，有痛风石，自觉气短，纳呆不饥，舌淡红苔白腻，脉濡而小数，治以健脾祛湿，泄浊通络，运脾渗湿汤（经验方）加减。

萆、白术、川牛膝、石韦各20克，猪苓、滑石、桃仁各15克，瞿麦、蓄、车前子（包煎）、熟大黄、红花、穿山甲、当归各10克，桂枝5克，生薏米30克，土茯苓50克。

（7）肝肾亏虚型

痛风日久，关节肿胀畸形，不可屈伸，重着疼痛，腰膝酸软，

肢体活动不便，遇劳遇冷加重，时有低热，畏寒喜暖，舌淡苔薄白，脉沉细数或沉细无力，治以补益肝肾，除湿通络，独活寄生汤加减。

独活、防风、川芎各 10 克，秦艽、当归、生地、白芍、杜仲、川牛膝、茯苓、鸡血藤各 15 克，细辛 3 克，肉桂、人参各 5 克，甘草 6 克，寄生 20 克。

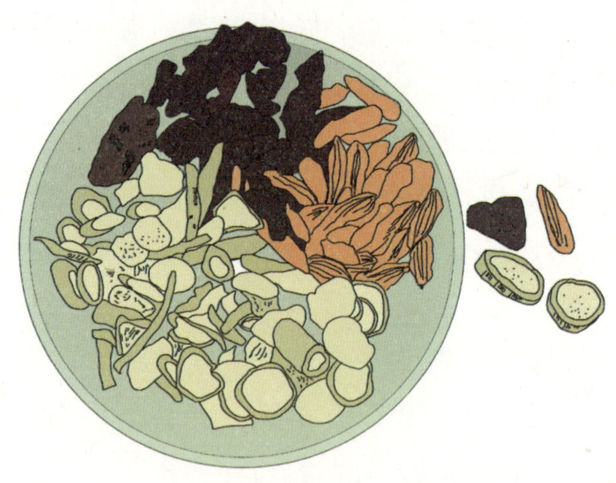

21 痛风石如何治疗与消除

痛风石是指痛风患者在长期的发病过程中会出现的一种坚硬如石的结节，也叫痛风结节，形成的主要原因是痛风患病后长期得不到合理治疗，血尿酸持续增高，尿酸盐不断沉积，这是一个慢性过程，目前尚无特效药物。

痛风石的出现主要有两种表现:

①该阶段患者的尿酸水平居高不下，但不会出现临床上的关节炎、急性痛风，临床大多数无症状的高尿酸血症患者会先发生痛风症状，才转变其他情形，但注意，约有10% ~40%患者会先发生肾结石症状。

②一旦痛风石形成，会在受患关节部位出现剧痛症状，由于发病突然，往往会给患者造成诸多影响，需要引起高度重视，千万不能忽视痛风石的存在，误认为是其他关节炎症状。

痛风石的处理方法是防重于治，形成时间较短的小痛风石，通过系统治疗，可以完全消散，但对于大的痛风石，药物治疗很难消除，需要借助手术治疗。对于影响关节和四肢活动、功能的痛风石，以及病灶内的尿酸盐不断向外转移的痛风石，可以进行手术切除或抽吸，以提高疗效。术后再加用降尿酸的药物进行治疗，这样高尿酸血症容易控制，急性关节炎发作可明显减少。

临床上，根据痛风石的发生部位、大小，以及是否破溃来决定治疗及消除方法。

那么，如何消除痛风石呢?

（1）泻盐

使用该种方法时，要尤为注意泻盐的用量，这个比较难把握，因为泻盐的浓度不好掌握，浓度太高，会造成局部高渗脱水，浓度太低，几乎起不到什么作用。服用药物 40 ~ 60 天后，关节屈伸恢复，关节局部沉积的尿酸盐结晶开始溶解，患处痛风石软化、缩小，体内各种代谢恢复正常，血压、血脂、血糖趋于稳定。

（2）手术治疗

手术是去除痛风石较为有效的方法，但因为手术是损伤疗法，所以多数情况下，只有痛风石影响到关节屈伸时，才进行手术清理。

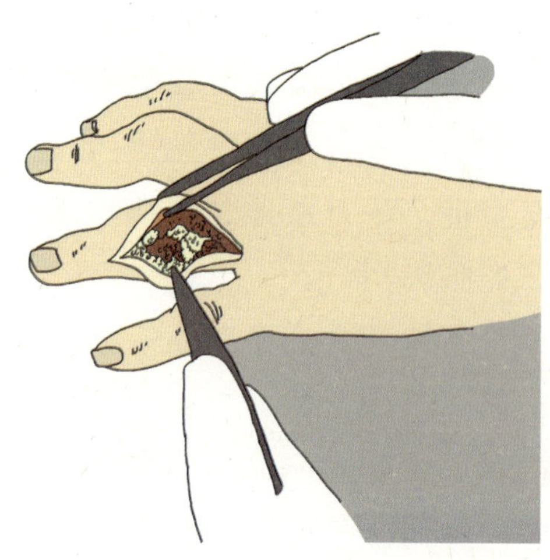

痛风石的手术适应证和手术禁忌证分别有哪些

（1）痛风石的手术适应证

①关节周围、肌腱中的痛风石影响关节的活动功能或已有关节变形时，手术可帮助关节功能恢复，防止痛风石进一步发展对骨关节造成破坏。

②较大的结石压迫神经，影响关节及肢体功能，并出现明显症状时，如手腕部屈肌肌腱中痛风石压迫正中神经，出现腕管综合征。

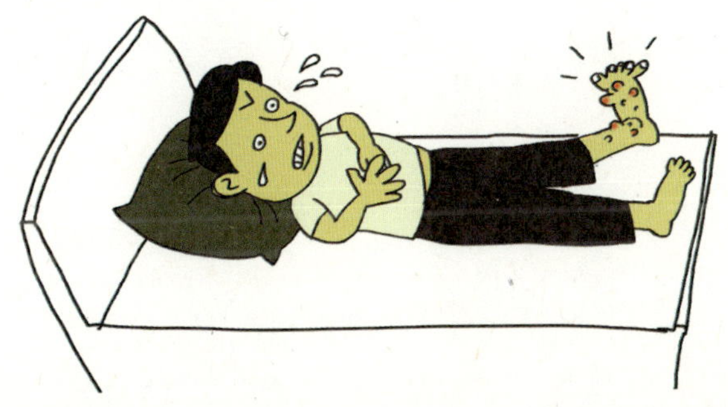

③痛风石破溃导致皮肤软组织形成慢性窦道时，尤其是合并感染、久治不愈者。

④痛风石巨大，或痛风石数目较多者，适当手术切除后，可减少患者体内尿酸池的总量，对降低尿酸、减少痛风发作、减轻肾脏负担等有利。

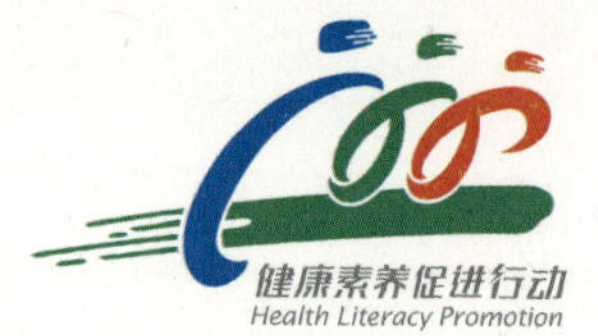

（2）痛风石的手术禁忌证

①急性痛风性关节炎的发作期。

②关节或结节破溃已合并全身感染，尚未得到控制时。

③合并糖尿病、高血压，血糖及血压未得到有效控制时。

④合并内科其他急性病或慢性疾病急性发作时。

⑤有心、肾衰竭，不能耐受手术时。

23 痛风性尿路结石如何治疗

尿酸性结石在X线上不显影，但结石钙化后可以显影。结石一旦形成则不会自行消退，尿酸性结石的临床表现因其位置、形态及大小的不同而不同，其处理方法也不同。

①体积较小的少量结石通过大量饮水、碱化尿液以解除痉挛或中药辨证治疗等可自行排出。

②体内有较大的结石且内科治疗无效、症状明显者，可行体外冲击波碎石、经皮肾镜取石及手术切开取石，同时配合内科治疗。

③别嘌呤可以防止尿酸性尿路结石的形成，可采用别嘌呤100毫克，每日3次口服的剂量进行尿酸性尿路结石预防，常用于饮食疗法效果不佳的高尿酸血症患者。

24 为什么痛风治疗必须进行尿路调养

即使没有自觉症状，高尿酸血症患者也必须进行尿路调养，如果患者未能坚持治疗，导致高尿酸血症转化为痛风，那么引起尿路并发症的可能性就更高。

有研究表明，原发性痛风患者 20% ~25% 并发尿酸性尿路结石，且部分患者结石的症状早于关节炎出现，继发性痛风患者尿路结石的发病率更高。

细小泥沙状的结石可随尿液排出而无症状，较大的结石会引起肾绞痛、血尿及尿路感染。

所以，患者一定要在治疗痛风、高尿酸血症的同时进行尿路调养，以免引起尿路并发症。

25 痛风性肾病如何治疗

痛风性肾病是痛风常见的慢性并发症之一。

痛风性肾病早期是可以逆转的，早期发现及积极治疗有助于防止或延缓肾病的发生与发展，一旦发生肾损害，应及时做好以下几个方面的工作。

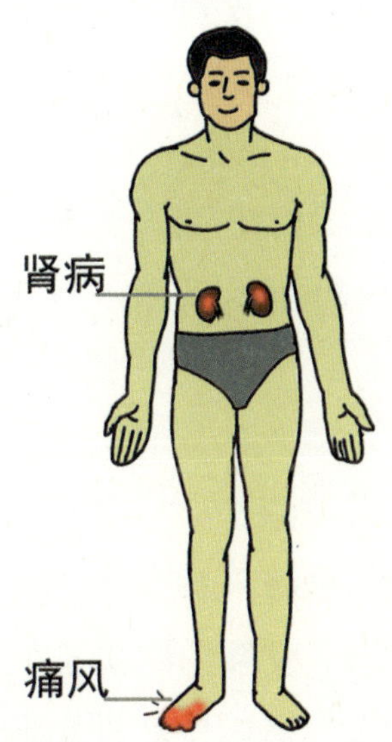

（1）对症制订方案

急性期应纠正高尿酸血症，增加尿量并碱化尿液，纠正及预防肾衰竭；慢性期可以使用别嘌呤和促进尿酸排泄的药物，用药原则是根据肾功能损害程度、药物毒

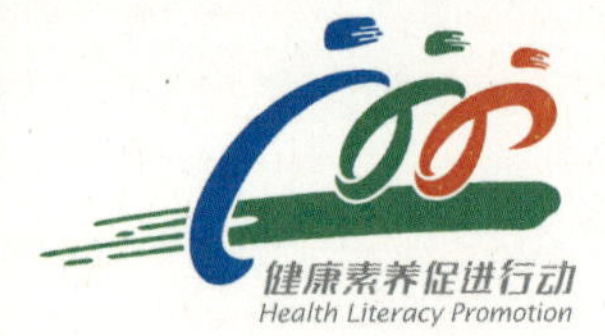

性等制订个体化治疗方案。

(2) 严格控制血尿酸及高血压

慢性痛风性肾病患者的血尿酸应控制在297～327微摩尔/升以下，尿pH应为6.5～6.8，高血压患者把血压控制在（120～131）/（81～86）毫米汞柱为宜。

(3) 减轻肾的负担

水肿患者可按医嘱使用利尿药，同时适当限制水和钠的摄入。利尿药中的依他尼酸、呋塞米、噻嗪类，均可使尿酸排泄减少，导致痛风性关节炎加重或发作；螺内酯、氨苯蝶啶、依他尼酸的衍生物——特利酸等既可利尿又可使尿酸排出；乙酰唑胺除有利尿的作用外，还可以碱化尿液，有利于尿酸排泄。因此，在选择利尿药时应当考虑。

(4) 低蛋白饮食

低蛋白饮食可减少肾小管的损伤，延缓肾小球过滤，降低其滤过率，还可使尿蛋白排泄量减少，故目前多主张低蛋白饮食。早期患者蛋白摄入量应控制在每日1克/千克，中、晚期患者以每日0.6～0.8克/千克为宜，摄入的蛋白质最好为动物蛋白。

(5) 防治泌尿系统感染

泌尿系统感染会使痛风或痛风性肾病加重，最终导致肾衰竭，所以积极预防和治疗泌尿系统感染非常重要。防治泌尿系统感染主要是应搞好个人卫生，尤其是女性会阴部清洁卫生，有感染者应查明感染的细菌，做药敏试验，选择适当的抗生素治疗。

(6) 定期检查肾功能

定期进行尿微量白蛋白、尿常规、血尿酸、肾功能的检查，以便及时掌握病情变化，避免使用对肾有毒害作用的药物及造影剂。

26 如何针刺治疗痛风性关节炎

针刺是中医学宝库中的精粹之一，作为中医治疗的一种手段，它已被广泛应用于临床各种病症。其中，在治疗痛风方面，经临床实践，这一治疗方法遵循中医基础理论，辩证辩病，处方选穴恰当、针刺方法灵活、治疗时机适宜，不仅对痛风发作时的治疗有效，甚至在预防痛风发作方面都能获得满意的疗效。

针刺对痛风性关节炎急性期、间歇期、慢性期和恢复期患者，均有很好的疗效。

（1）取穴

取穴所用尺度，并非一定的度量工具，而是依患者年龄、性别的不同及患病部位的不同，将其某两点之间的长度或宽度折成若干等寸，作为量度穴位的标准。常用中指同身寸法、一夫法与折量寸法。

①中指同身寸法。取患者中指第一指间关节与第二指间关节横纹头之间的一段距离当做 1 寸，称中指同身寸。

②一夫法。将四指相并，其四横指之宽度，称一夫或横指寸。

③折量寸法。根据身体胸、腹、肢体等不同部位或区域的尺寸，将其中的一段，作为该处的折量寸，称寸法或骨度法。在头、胸、腹、上肢和下肢等处选定穴位时，多用此法。

（2）操作方法

①针刺角度。指进针时针体与皮肤表面所形成的夹角，其角度大小是根据腧穴所在的解剖特点和治疗要求而定的，一般为直刺、斜刺与平刺。直刺：针体与皮肤表面呈 90 度垂直刺入，适用于全身及四肢，尤其是肌肉丰厚的穴位；斜刺：针体与皮肤表面呈 45 度倾斜刺入，适用于躯干及有重要脏器的部位；平刺：针体与皮肤表面呈 15 度沿皮刺入，适用于皮肉浅薄及头部穴位。

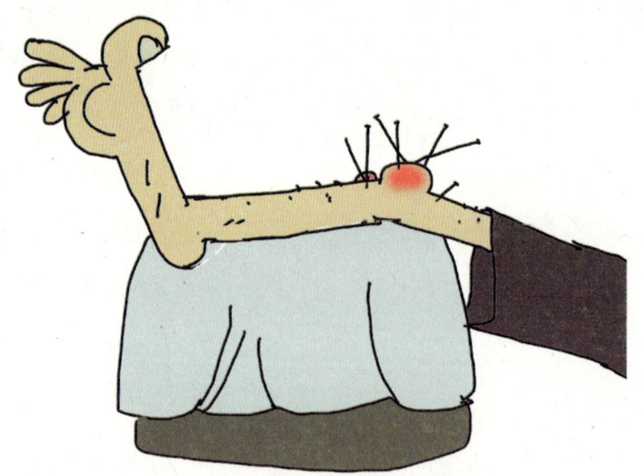

②深度。指针体刺入穴位的深浅，一般以既有针感又不伤及重要脏器为原则，临床治疗时，应根据患者的年龄、体质、病情与针刺部位而定，一般老年人、气血衰弱的患者及小儿，宜浅刺；年轻力壮、体强形盛者，宜深刺。体型瘦小者及行针于头部、胸背部时宜浅刺，行针于四肢及臀部时可适当深刺。阳证、表证、新病者，宜浅刺；阴证、里证、久病者，宜深刺。取穴时，患者要取舒适体

位，便于正确取穴操作。在针刺治疗过程中，嘱患者不要移动体位，医生要正确掌握针刺的角度与深度，增强针感，提高疗效，防止发生意外事故。

③行针与得气。进针后，为了使患者产生针刺感应，需施行一定的手法，称行针。患者自觉在针刺部位出现酸、胀、麻、重的感觉，操作者自觉针下有沉紧的感觉，称之得气或针感。临床实践证明，针感的有无及强弱，直接关系到治疗效果的好坏，一般而言，得气迅速效果好，得气缓慢效果差，如无得气，则可能无效。

④针刺补泻方法：

提插补泻。针刺得气后，在穴位上将针上下提插，重插轻提，提插幅度小、频率慢者为补法；反之，轻插重提，提插幅度大、频率快者为泻法。

捻转补泻。捻转幅度小、频率慢、用力轻者为补法；反之，捻转角度大、频率快、用力较重者为泻法。

徐疾补泻。进针慢、少捻转、出针快者为补法；反之，进针快、多捻转、出针慢者为泻法。

迎随补泻。针刺时，针尖随着经脉循行方向，顺经而刺为补；针尖迎着经脉循行方向，逆经而刺为泻。

开阖补泻。出针后揉按针眼为补法；反之，出针时大摇针眼，不加按压为泻法。

呼吸补泻。呼气时进针，吸气时出针为补法；吸气时进针，呼气时出针为泻法。

平补平泻。进针得气后，再均匀地提插捻转，而后出针为平补平泻。

⑤留针与拔针：

留针。留针即进针得气后，施以补泻手法，将针留在穴位内，以加强针感和针刺的持续作用。留针时间的长短，主要依病情而定，一般病症留针10～20分钟，治疗慢性病、顽固性疾病、疼痛性疾病、痉挛性疾病者，可以适当增加留针时间。

拔针。针刺手法操作完毕，并达到留针目的后，即可拔针。出针后，用左手拇指、食指将棉球按压在穴位针眼的皮肤上，以防出血，认真核对针数，以防将针遗留在患者身上。

（3）注意事项

①当患者空腹、饥饿、过饱、大汗淋漓时，不可进行针刺治疗。

②对首次针灸、体质虚弱者进行针刺治疗或针刺敏感穴位时，要慢速进针，缓慢轻柔的捻针，禁用强刺激，防止发生意外。

③针刺时应避开胸、颈、血管、神经等处，如发生意外，要及时处理。

④针刺与留针时，应注意保暖，预防着凉。

⑤在针刺操作时，疏忽大意、没有掌握好针刺的宜忌，或操作技术不熟练、对人体解剖部位缺乏全面了解而出现一些意外情况时，应及时、妥善处理。

27 痛风诱发的脚痛应如何治疗

（1）及时使用利尿剂和止痛药治疗

痛风引起严重的脚肿、脚痛时，患者连鞋子都穿不进去，行动也会受到阻碍，并且通常疼痛难忍，不仅仅会影响到患者的正常生活，还会给患者带来沉重的心理负担，对患者的危害是很大的。患者应尽快到正规医院，在医师的指导下采取适宜的方案进行治疗，其中利尿剂和止痛药对痛风引起的脚肿、脚痛有比较好的疗效。

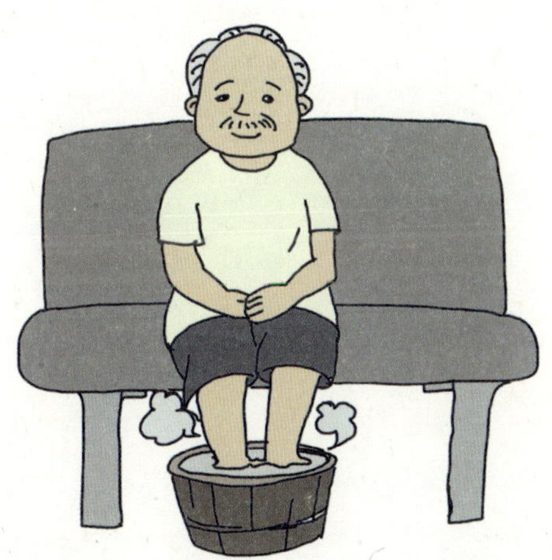

（2）睡前用热水泡脚

注意脚部保暖、下肢抬高，有助于消肿；适当的有氧运动，可消耗多余的脂肪、加速尿酸代谢速度，对治疗脚痛风很有益。此外，精神压力及过度疲劳，也是发病的主要因素，因此，患者要学会释放压力，合理规划生活学习，适时改变一下环境，释放压力，对于防治痛风很有帮助。

（3）注意饮食

要多吃低嘌呤食物，少吃或不吃高嘌呤食物，我们都知道，低嘌呤食物一般为瓜果蔬菜，高嘌呤食物一般是肉类和动物内脏，过多的高嘌呤食物会导致痛风的发作或加重，严重时可能会导致并发症。此外，还应忌烟、酒、浓茶、咖啡、辣椒等辛燥刺激食物，尤其是啤酒，是诱发痛风的重要原因。

28 产后痛风应如何治疗与恢复

（1）饮食调节

产后痛风患者需要进行饮食调节，这对病情的恢复有很大的帮助。患者宜多吃高蛋白食物，如瘦肉、鸡蛋等；多吃补血类食物，如肝、枣、木耳、莲子等；适当吃些蔬菜，以保持大便通畅，此外，还应禁食寒凉食物，不吃过辣的食物。因痛风而关节疼痛剧烈且有高热者，应及时到医院就诊，以防延误病情。

（2）日常起居

日常起居是产后痛风患者需要注意的事情，一定要主要保暖，使身体经常处于微微出汗状态。产妇所住居室既要通风，又不能直接吹风，夏天尤其要注意；产妇还要注意脚和头的保暖，不能赤足，最好穿上袜子；注意室内保持干燥、卫生，避免潮湿；保持心情舒畅、精神愉快，避免生气、着急、情绪抑郁。

（3）饮食禁忌

饮食禁忌也是产后痛风患者恢复中最需要注意的事情，嘌呤存在于细胞核中，是一切生物细胞的基本成分，几乎所有的生物都含有嘌呤，只是含量不同而已，动物

性食品中嘌呤含量较高，因此应尽量少吃动物性食品。此外，因为嘌呤是水溶性的，在烹调后会溶入汤中，所以鸡、鱼、肉经煮沸后最好去汤吃肉。

29 痛风治疗时有哪些需要注意的事项

（1）不能只在发作的时候进行治疗

有很多痛风患者，只有在痛风急性发作的时候才会因疼痛难忍而采取治疗措施，一旦症状减轻，就以为自己的病已经好了，不用再治疗，这种方法是错误的，因为痛风是一种慢性病，如果不能长期调节、控制，会加重患病程度。

（2）不要拒绝用药

虽然药物普遍具有一定的副作用，但是光靠饮食治疗是不能完全根治痛风的，患者一定要明确这一点。对于血尿酸水平较高的患者，单纯饮食是不能把尿酸降到安全水平的，因此还是要采用一定的降酸措施，最直接的方式就是通过药物进行治疗。

（3）控制饮食，多加锻炼

有一些患者可能会有这样的想法，自己在使用降尿酸的药物，血尿酸也得到了一定的控制，因此，在用药的时候，就没有控制饮食，也不加强锻炼，其实，这种做法是错误的。在对痛风进行治疗的过程中，控制饮食和加强锻炼都是很关键的。

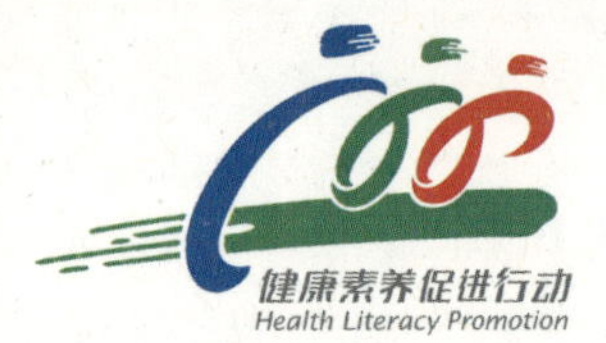

30 食疗痛风有何必要性

（1）保持膳食营养平衡

痛风患者大多是饮食不平衡、摄取热量过高的肥胖者，因此，痛风患者的首要任务就是通过食疗将体重降至标准体重，只要做到这一点，尿酸值就会相应下降。

对于痛风之外还患有糖尿病、高脂血症、动脉硬化、高血压等各种并发症的患者，更应该通过食疗，保持膳食营养平衡。

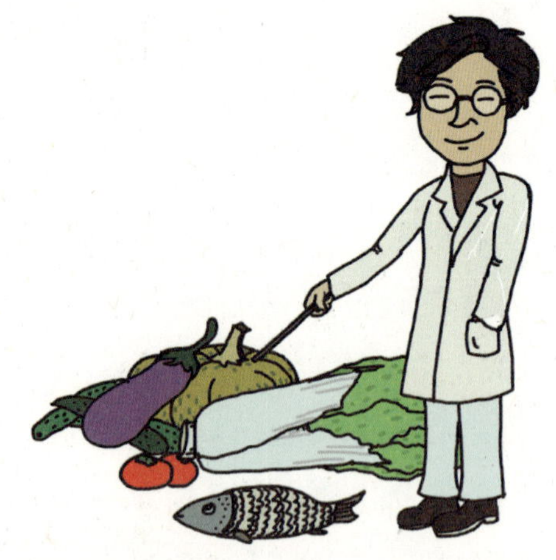

（2）降低嘌呤的摄入量

嘌呤是细胞中核酸经过新陈代谢分解产生的物质，多见于细胞密集的肝脏、肾脏等脏器及鱼卵中。所谓富含嘌呤的食物是指每100克中含有嘌呤200毫克以上的食物，其种类并不太多。

另外，食物中的嘌呤数量还会因烹饪方法的不同而发生变化。例如，嘌呤易溶于水而难溶于油，所以油炸食物中嘌呤含量较高。如果用水煮，嘌呤就会溶于汤中，食物中嘌呤的数量就会减少，但是，食物余留的汤汁不可食用。

酒类也会引起尿酸值升高。啤酒是用麦芽等富含嘌呤的原料发酵而成的，所以与其他酒精饮料相比，啤酒中含有的嘌呤较多（发泡酒中的嘌呤大约是普通啤酒的1/3）。即使是其他酒精饮料，痛风患者也应该尽量避免，因为酒精同时具有促进尿酸产生和抑制尿酸排泄的作用。

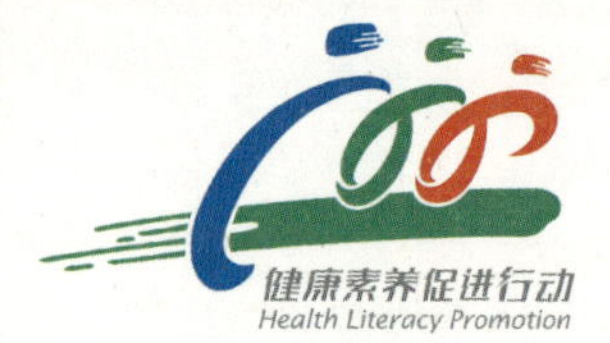

31 为什么痛风治疗必须坚持不懈

（1）代谢异常疾病难以完全治愈

暴饮暴食、缺乏运动等生活习惯，易引起肥胖、代谢异常等疾病，进而造成人体机能低下，并发多种生活方式病。

近年来研究表明，脂肪细胞能够分泌激素等生物活性物质，其中被称为“脂联素”的一种物质备受关注，它具有修复血管壁损伤、防止动脉硬化的作用。脂联素在标准体重的人体中含量很高，但是一旦脂肪堆积于内脏，人体分泌的脂联素就开始减少，从而导致动脉硬化的危险性增大，极易诱发高血压、高脂血症、高尿酸血症等生活方式病。

（2）生活方式病转为慢性后，必须坚持终生治疗

生活方式病一旦转化为慢性，就很难彻底治愈，例如慢性肝炎、慢性胃炎、慢性高尿酸血症、慢性高脂血症、慢性肾炎、慢性心脏病、慢性糖尿病等，这些都是典型的难以治愈的生活方式病。

高尿酸血症转化为慢性后，应避免暴饮暴食、过量饮酒，要终生坚持食疗和药物疗法。

第三章

痛风患者的日常保健与调理

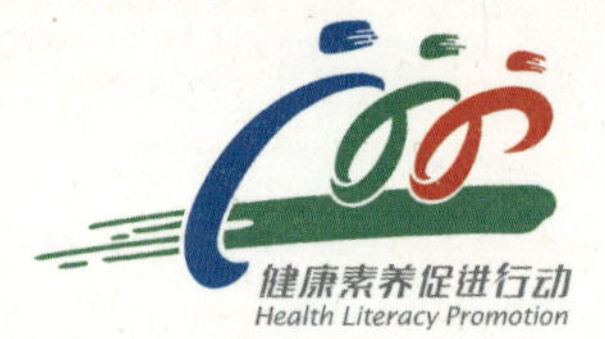

1 如何预防痛风再次发作

痛风病首次发作得到缓解以后，应采取措施，积极预防痛风病的再次发作。

具体方法如下。

①避免大量进食高嘌呤食物，严格戒烟、忌酒，多喝碱性饮料。

②多饮水，促进尿酸排泄。

③控制体重，防止肥胖。

④保持精神愉快，避免过度劳累、精神紧张、生活环境寒冷潮湿、关节损伤等诱发因素。

⑤不宜使用抑制尿酸排出的药物，如氢氯噻嗪、呋塞米等。

⑥积极接受药物治疗以降低血尿酸，并积极防治并发症。

⑦定期复查血尿酸，以了解病情变化。

⑧继发性痛风的预防主要是积极治疗原发病。

2 痛风患者日常饮食的原则有哪些

（1）控制总热量的摄入

控制每日总热量的摄入，少吃碳水化合物。

少吃果糖含量高的食物，如蜂蜜、蔗糖等，因为这些食物会加速尿酸生成。

蔬菜中的嫩扁豆、青蚕豆、鲜豌豆嘌呤含量较高，也要限制食用。

（2）限制蛋白质的摄入

多食用牛奶、奶酪、脱脂奶粉和蛋类，它们所含嘌呤少。

少吃肉、禽、鱼类，如一定要吃，应将肉煮沸后弃汤食用，这是因为嘌呤易溶于水，煮过以上食材的汤中，嘌呤含量很高。

豆制品嘌呤含量较高，也不宜食用，如黄豆、豆腐、豆干等，应限制或禁止食用。

（3）限制嘌呤的摄入

嘌呤是生物体的重要成分，其中又以动物性食品中嘌呤含量较高，因此要避免食用动物内脏、虾蟹、浓肉汤、食用菌类、海藻类、凤尾鱼、沙丁鱼、蛤类等高嘌

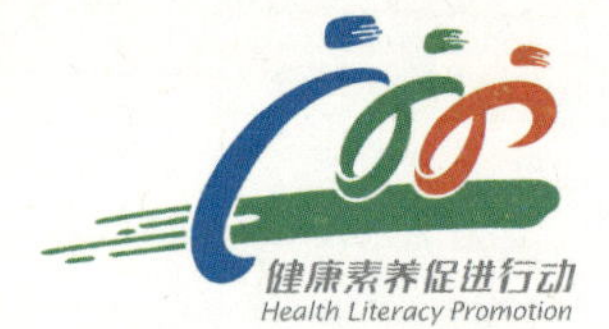

呤食物。

（4）多吃碱性食物

多食用蔬菜、水果（青梅、柠檬）等，可以降低血液和尿液的酸度。

西瓜和冬瓜不但是碱性食品，而且可以清热利尿，对痛风患者更有利。

多食用发面面食、放碱的粥类，因为含碱性物质的食物可以促进尿酸的排泄，保护肾脏。

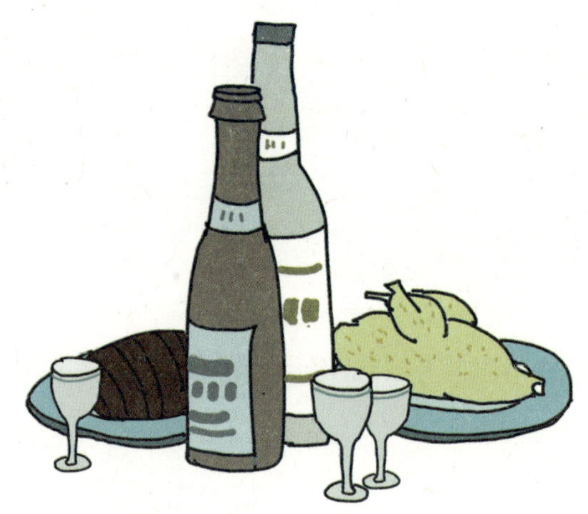

（5）多饮水，保障尿量充沛

平时易多饮白开水、矿泉水等，促进尿酸的排泄，不宜喝浓茶，浓茶容易引起痛风的发作。

（6）减少脂肪的摄入

少吃脂肪，因为脂肪会减少尿酸排出。痛风并发高脂血症者，更应控制脂肪的摄入，脂肪摄取量应控制在总热量的20%～25%。

（7）限制盐的摄入

食盐的摄入量应限制在每日2～5g。

（8）避免饮酒

酒精具有抑制尿酸排泄的作用，长期少量饮酒还可以刺激嘌呤合成，增加人体内嘌呤含量，尤其是喝酒时再吃肉禽类食品，会使嘌呤的摄入量加倍。

（9）少吃辣椒等调料

辣椒、咖喱、胡椒、花椒、芥末、生姜等调料均能兴奋自主神经，诱使痛风发作，应尽量少吃。

（10）慎食火锅

火锅原料主要是动物内脏、虾、贝类、海鲜，若是在食用火锅的同时再饮啤酒，自然是火上浇油，危害更大。涮一次火锅比一顿正餐摄入的嘌呤高 10 倍，甚至数十倍。

（11）营养分配要合理

在限制总热量的前提下，三大营养素的分配原则是：高碳水化合物、中等量蛋白质和低脂肪。

3 痛风患者如何正确食用海鲜

吃海鲜是痛风病的最大禁忌，但如果有正确的食用方式，痛风患者也并非与海鲜完全绝缘。

（1）可以和青菜水果一起吃

海鲜是一种酸性食品，因此，搭配食用一些碱性食品时，能在人体中进行适当的酸碱平衡。但是并非所有的青菜水果都可食用，专家建议痛风患者在食用海鲜的时候少摄入含维生素 C 的青菜水果，因为过量（每日摄入 10 克以上）的维生素 C 可增加尿酸产生并阻碍其排出。如果真的忍不住想吃，那么，还是吃炒熟的蔬菜为好，因为经过加热烹调，食物中的维生素 C 会大打折扣。

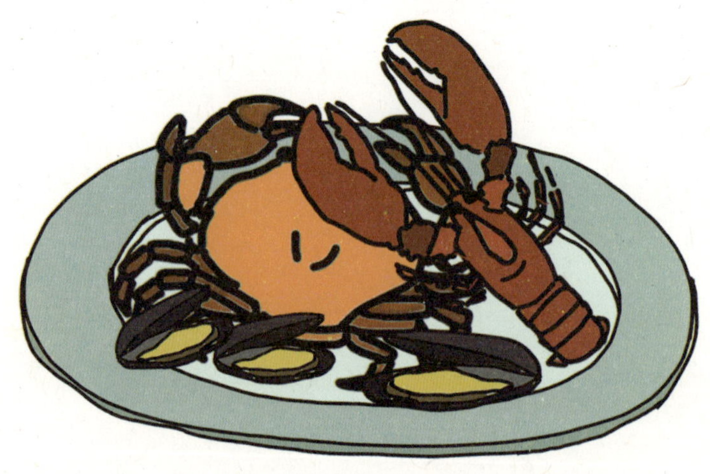

维生素C含量比较低的蔬菜有香菇、胡萝卜、莴苣、黑木耳、油菜等。

维生素C含量比较高的是甜椒、花椰菜、甘蓝、苦瓜、青苋菜等。

在水果里面，维生素C含量比较低的是苹果、梨；而猕猴桃、橙子、柿子等水果含有较多的维生素C。

（2）喝一些不含酒精的饮料

吃海鲜的时候可以喝一些类似椰汁、杏仁露的蛋白类饮料，因为这些蛋白类饮料含有的糖类和蛋白质不会与海鲜发生反应，不会生成有害身体的物质。

还要注意尽量不要喝果汁、酒类饮料，一方面酒精会造成人体血液中的尿酸浓度升高，诱发痛风；另一方面，大部分果汁中含有较高的维生素C。

（3）海鲜中可以放些葱姜

海鲜中可以放些葱姜，不仅能去掉海鲜的腥味，还可以驱除海鲜的寒气。

但每位患者的体质不同，不可同一而论，对禁忌证特别敏感的患者，还是建议不要轻易食用海鲜，以免加重疾病的程度。

4 痛风患者饮水时有哪些注意事项

痛风患者应该多饮水，以增加尿量，促进尿酸排泄。适当饮水还可以降低血液黏稠度，对预防痛风并发症（如心血管病）有一定好处，但要讲究科学饮水、合理饮水。

以下几点可供参考。

（1）养成良好的饮水习惯

坚持每日饮一定量的水（2000～3000ml），不可平时不饮，渴时暴饮。

人一般是口渴时才饮水，但痛风患者应采取主动饮水的积极态度，不能等有口渴的感觉时才饮水，因为口渴的感觉明显时，人体已处于缺水状态，这时才饮水，对促进尿酸排泄效果较差。

（2）合适的饮水时间

不宜在饭前半小时内和饱餐后立即饮大量水，因为这时饮水会冲淡消化液和胃酸，影响食欲并妨碍人体消化功能。饮水的最佳时间是两餐之间及晚上和清晨，晚上指晚餐后45分钟至睡前这段时间，清晨指起床后至早餐前30分钟。

（3）不宜饮用纯净水

痛风患者必须多饮水，只有每日的尿量保持在2000ml以上，才有利于尿酸从尿液中排出。尿酸的排出和尿液的酸碱度有关，酸性尿液不利于尿酸的排出。

我国生活饮用水卫生标准为pH6.5～8.5，而目前市场上供应的纯净水pH一般在6.0左右，偏向弱酸性，对痛风患者来说并不适合。因此，如尿液pH经常低于6.0，还是以饮用自来水或矿泉水为好。如肾功能正常，可加服小苏打片以碱化尿液，剂量是每日3次，每次1g。

5 痛风患者应如何进行适当运动

对于痛风患者来说，适当的运动可以预防突发痛风，而运动又以有氧运动最为重要，高脂血症、糖尿病、肥胖等都是增加痛风发病概率的影响因素，运动可以降低这些疾病的发生率，因此，长期坚持运动对痛风患者来说十分重要。另外，运动可以促进尿酸代谢，减少高尿酸血症的发生。

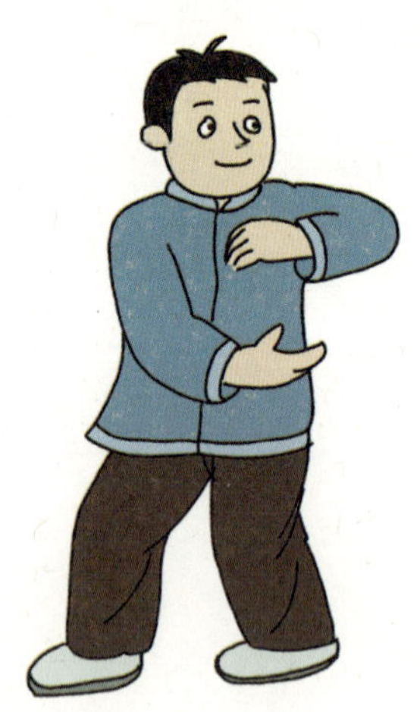

缺乏运动是痛风患者发病的一个重要原因，但过度运动也容易引起痛风。过度运动主要指剧烈运动，剧烈运动时会大量出汗，尿液的排泄就会减少，尿酸排出也随之减少，而积存在体内的尿酸就会增加，出现一过性

的高尿酸血症；同时，运动后体内易产生过多的乳酸，乳酸会竞争性地阻碍尿酸的正常排泄，使体内的尿酸增加，容易引起痛风急性发作。此外，剧烈运动将有氧运动转为无氧运动，不但使体内乳酸增加，还能使新陈代谢加速，增加尿酸的产生，成为急性痛风发作的诱因。

对于痛风患者，快跑、踢足球、打篮球等缺氧运动都应该禁止；大运动量、消耗体力的项目，如登山、长跑等也不可取，而应该坚持做有氧运动，如慢跑、快步走、太极拳、广播操等锻炼。

运动时应注意，痛风急性发作时，关节有炎症反应，会有剧烈的疼痛，若再活动该患病关节，会增加患者痛苦，因此痛风患者运动时应避免频繁活动患病关节。对于患者身体的其他关节，加强活动是有益的，可以增加全身血液的流速，供给患肢更多的血液，有利于疾病的恢复。当患者病情进入缓解期后，可视关节情况进行活动，千万不宜勉强活动。

具体而言，痛风患者在做运动时应注意以下几点：

（1）运动前做相关检查

应由医生评估，检查血尿酸、肾功能、血糖及心功能、肺功能、心电图、血压、眼底等，如果没有严重的心、肺、肾功能障碍或眼底出血等病史，就可以参加体育锻炼。

（2）运动要适度

人们在运动时可以产生快感而成瘾，以致不自觉地加大运动量，甚至超过身体负荷，从而降低免疫功能，进而引起骨节损伤。过于剧烈的运动能损害人体免疫系统功能，降低人体免疫力。

（3）心情要愉快

愉快的参加运动时运动效果最好，反之，被迫参加运动时运动

效果最差。参加运动锻炼时首先要调整好自己的心理状态，心情欠佳时也要暗示自己，参加运动就会高兴。

（4）长期坚持运动

对于那些不能长期坚持运动的人来说，偶尔运动会加重生命器官的磨损、组织功能的消耗，从而使寿命缩短。只有长期坚持锻炼，才能达到强身健体、防病治病的目的。

（5）运动项目要多样

每项运动都各有其优势及局限性。散步、慢跑、球类等运动项目各有所长，选择适合自己的项目进行交替锻炼，才可能得到最佳的锻炼效果。游泳是最全面的运动项目，需要全身各个部位协调行动，有条件者可坚持四季游泳。

（6）选择最佳时机进行运动

黄昏运动比清晨运动效果好，这是因为人的吸氧最高点在下午6时左右，最低点是在上午6～10时，运动能力也是下午4～6时达到最高潮，人体的嗅觉、视觉、味觉和触觉均在下午5～7时最为敏感，心跳及血压的上升率也以下午5～7时最平稳，故心脏功能欠佳的人晨练最易发生意外。此外，最好避免酒后、性生活后、患病时进行运动。

（7）运动时注意安全

运动前做好准备活动，避免骤然活动带来的运动量超过机体的承受力而造成身体损害。还要注意运动后的放松活动，它能使机体慢慢恢复运动前的状态，避免突然停止运动使身体无法迅速适应而出现副作用。此外，对于户外运动，准备一些防护用品还是有必要的，可以起到保护身体的作用。

（8）运动量要循序渐进

痛风患者一定要从小运动量开始，循序渐进的加大运动量。先选择一些简单运动，如每日散步 20～30 分钟、匀速步行、打太极拳、做健身操、骑自行车、游泳等，其中以步行、骑自行车、游泳最为适宜。适度的运动，不但可以锻炼身体，同时还可以缓和紧张的情绪，有利于降低血尿酸，防治高尿酸血症。如与饮食保健结合起来，更能显著降低血尿酸浓度，预防痛风发作、延缓病情进展。

（9）痛风急性发作时禁止运动

当痛风急性发作时，应立即停止一切运动，直到完全恢复后才可以重新开始，否则会加重病情。

坚持运动疗法，必须明确，运动的目的是预防痛风发作，不是单纯的体育锻炼，不可以无限度地加大运动量，也不可以短时间内剧烈运动以节省运动时间。因为运动强度过大，会加速人体新陈代谢，使机体短时间内产生大量尿酸，造成体内尿酸聚集，从而诱使痛风发作。

6 运动疗法适合哪几类痛风患者

①适合轻中度痛风患者，尤以肥胖型患者最为适合。

②适用于经饮食控制和药物治疗后病情得到控制或有好转的痛风患者（正在口服降血尿酸药时）。

③适用于有结石、动脉硬化、高血压病、冠状动脉粥样硬化性心脏病等痛风并发症患者，但应根据病情的轻重、耐力情况、运动后的反应等采取适当的运动方式与运动负荷，如散步、小运动量的卧位或坐位医疗体操（轻量医疗体操）等。

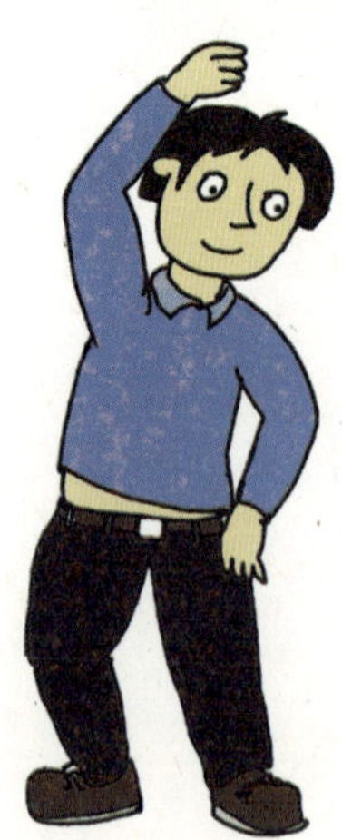

适宜轻中度的痛风患者

适宜病情得到控制的痛风患者

7 运动疗法不适合哪几类痛风患者

（1）老年痛风患者

老年痛风患者有下列情况之一者，都应避免使用运动疗法。

①未控制的急性发作痛风患者。

②由肺源性心脏病引起严重通气障碍，未控制的高血压以及并发严重足坏疽、痛风性肾病及肾功能不全等患者。

③轻度活动即发生心绞痛，新发生心肌梗死（4 周以内），心室壁瘤、心律失常、最近发作血管栓塞的患者。

④肝衰竭、肾衰竭、心力衰竭患者。

（2）一般痛风患者

①装有心脏起搏器者。

②运动后加重心律失常，左束支传导阻滞者。

③严重静脉曲张，过去曾有血栓性脉管炎者。

④神经肌肉疾病或关节畸形有加重趋势者。

⑤最近有暂时性脑缺血者，极度肥胖者，服用洋地黄制剂及 β－受体阻滞药等药物者。

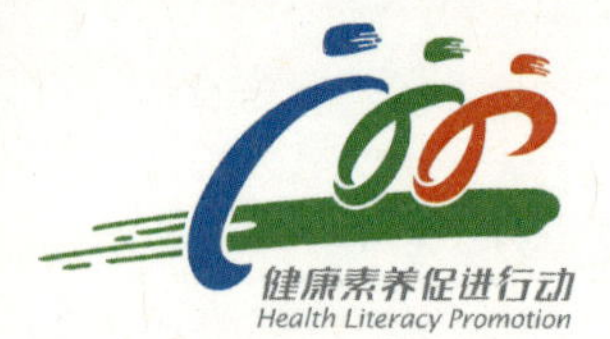

8 适于痛风患者的几种常见的传统运动养生法

（1）太极拳疗法

太极拳起源于我国，是我国传统的体育保健疗法之一。太极拳的动作轻松柔和、连贯协调，是一种动静结合、刚柔并济的独特养生保健方法，具有延年益寿、防病治病、促使人体康复的作用。

（2）五禽戏疗法

五禽戏又称“五禽操”“华佗五禽戏”“五禽气功”等，是民间广为流传的，也是传承时间最长的健身方法之一。据说是由东汉医学家华佗根据导引、吐纳、熊经、鸟伸之术，精心研究五禽（虎、鹿、熊、猿、鹤）的活动特点，并结合人体脏腑经络的功能，模仿五禽的形态、神态和动作而创立的一套防病、治病、延年益寿的医疗气功。

（3）赤足踩石疗法

赤足踩石疗法是指不穿鞋袜走在用鹅卵石铺的路面上的一项运动。人的脚部有近 70 个穴位，分别联系头、颈、心、肺、腹等部位和胃、脾、肝、肾等内脏器官，当光脚行走时，足底的多个敏感点受到地面刺激，引起

“足底反射”，能够激活身体自主神经和内分泌系统的功能，加速血液循环，促进新陈代谢，具有调理阴阳气血、养护肾经、调整血压、改善睡眠、解除疲劳、治疗疾病、健身强体的作用。赤足踩石疗法是对足底的一种较强的刺激，若鹅卵石稀疏不平，不仅对足底的按摩效果差，还会加重足底疼痛，故不应长时间练习，在选择路面时，以密且细小的鹅卵石为佳。

9 适于痛风患者的几种有效的现代运动疗法

（1）散步

适合于轻中度痛风患者，尤以慢性痛风患者最为适合。

（2）瑜伽疗法

患痛风时，关节内柔软的缓冲垫逐渐消失，骨与骨之间的摩擦越来越多，常可引起四肢僵硬，而经常练习瑜伽可以活动各处关节，使其具有弹性，减轻骨与骨之间的摩擦，减少关节炎或痛风的发生。练习瑜伽有利于防病治病，更有助于强身健体，比如，瑜伽体位法，对加强膝关节的柔韧性和保护膝关节健康非常安全有效，其中，“膝伸展”可灵活膝关节，加强腿部力量，锻炼膝盖周围肌肉，保持韧带的力度和柔韧性；“抱膝式”强调膝关节和大腿肌肉的平衡力量，减少膝关节受伤；“幻椅式”促进膝关节周围血液循环，帮助大腿和小腿的肌肉伸展。

适用于轻中度痛风患者，尤适于慢性痛风患者。

（3）体操疗法

体操是一种运动量适中、节律缓和、动作松弛的体育项目，是一种较易长期坚持的运动疗法。锻炼者长期做体操，可提高机体主要关节的灵活性，促进骨骼发育，增强大肌肉群的力量，对增强运动系统、呼吸系统、心血管系统及神经系统的功能具有重要的作用，锻炼时可选择广播体操。

适用于轻中度的痛风患者，尤以慢性期的患者最为适合。

（4）保龄球疗法

保龄球运动是一项全身运动，对运动者手腕、手臂的肌肉有很好的锻炼效果，长期进行保龄球运动，又可在滚球上步及身体前倾时对下肢及腰背肌肉加以锻炼。经常性参加保龄球运动能够有效地减轻肥胖，预防痛风发生。

适用于轻中度的痛风患者，尤以慢性期的患者最为适合。

（5）关节操疗法

关节操运动是针对不同关节制定的一系列肢体活动，有利于促进关节周围组织的血液循环，加强关节的灵活性，预防关节病的发生。根据痛风患者的相应病情，针对患有痛风的关节做相应的运动，可以加强关节部位的代谢循环，减少尿酸盐的残留。

适用于轻中度的痛风患者，尤易于慢性期患者采用。

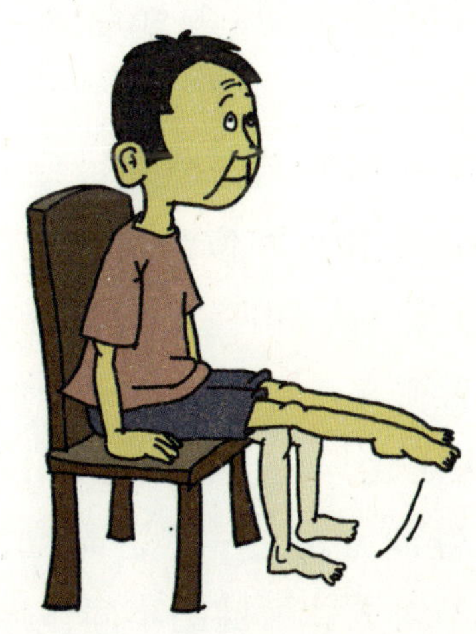

10 适于痛风患者的几种药浴疗法

（1）中药熏蒸疗法

中药熏蒸疗法是借助药力和热力，通过皮肤作用于机体的一种治疗方法，具有祛风除湿、温经驱寒、活血通络等功效，能增加局部血液循环，促进新陈代谢，加速组织再生能力和细胞活力，减少炎症及代谢产物的堆积，降低神经末梢的兴奋性，提高痛阈，有抗炎、消肿、止痛的作用。具体方法是将药物用水煎后，将煎得的药汁倒入盆中，待药汁自然冷却至温热时，用手蘸药汁或用毛巾浸透药汁后擦洗全身或局部。

（2）足浴疗法

中医认为，足乃运行气血、联系脏腑、沟通内外上下之经络的重要起止部位，足的保健对人的健康有着积极的作用。足浴作为中医传统养生保健项目之一，已日益被人们所接受。

“足乃人之底，一夜一次洗”，人们早已把睡前泡脚作为养生保健的方法之一了，而且古人也早已认识到足浴在不同季节对人体保健的不同作用：“春天洗脚，升阳固脱；夏天洗脚，暑湿可祛；秋天洗脚，肺润肠濡；冬天洗脚，丹田温灼。”人的五脏六腑在脚上都有相应的穴位，经常进行足浴，使足部的涌泉、太冲、隐白、昆仑等诸多穴位受到热力刺激，能够促进人体血脉流通，调理脏腑，平衡阴阳，疏通经脉，强身健体，祛病延年。

足浴是一种可靠的局部浸润疗法，不仅可防止足部疾患，如脚气、脚冻、脚干裂，以及下肢麻木、酸痛、发凉、肿胀等病症，而且因为经络的作用，对于感冒、关节炎、高血压病、神经衰弱、眩晕、失眠、便秘等病症，也都有确实的疗效。

11 痛风患者应如何进行足部的保养

痛风患者要做好足部保护，以免足部损伤或受寒，引起关节疼痛和畸形。患者进行足部保养时应注意以下几个方面。

（1）注意足部卫生

每晚用温水（不超过40℃）洗脚，避免使用肥皂，浸泡不宜超过10分钟，洗后用柔软且吸水性强的毛巾将脚擦干，特别要擦干脚趾缝间。皮肤干燥者，可涂抹油质膏类防止干裂；多汗者可用少许滑石粉放在脚趾间、鞋袜内。

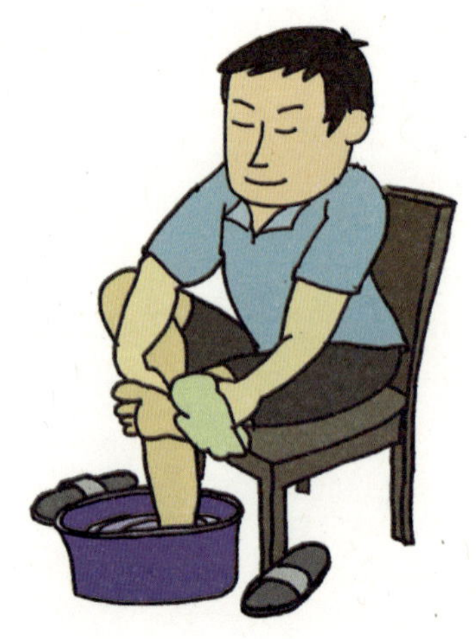

（2）避免过度劳累

长时间走路、足部过度疲劳，也会引发痛风性关节炎急性发作。鞋袜要质地柔软、舒适，大小适合，以防挤压伤及足部。

（3）避免外伤、受寒、烫伤和感染

外伤、受寒、烫伤和感染这几种情况均可诱发痛风性关节炎的急性发作，导致病变关节红、肿、热、痛症状加剧。足部接触热源时易造成烫伤，而且易并发感染，不易愈合，有时后果很严重，故禁止用热水袋或其他热源暖足，而且要避免足部在阳光下暴晒。

（4）预防和治疗感染

足部发生任何微小的伤害都要及时处理与治疗，必要时应用抗生素预防感染。适当运动、按摩、口服活血化瘀中药等能够改善下肢及足部血液循环。

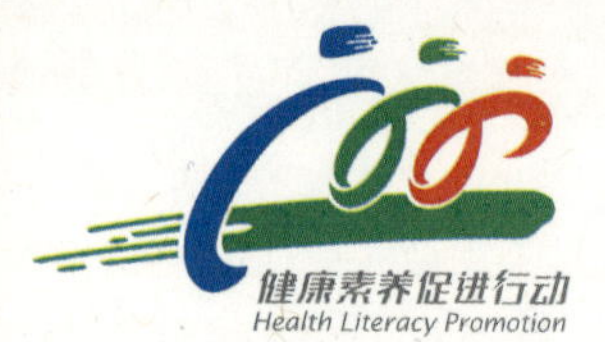

12 痛风并发高脂血症应如何调理

合理的膳食结构是维持脂质代谢平衡的重要因素之一。饮食调养高脂血症的原则是“四低一高”，即低热量、低胆固醇、低脂肪、低糖，高纤维饮食。对于痛风并发高脂血症患者，饮食调养应在痛风患者饮食禁忌的基础上注意以下几点。

（1）控制胆固醇

每日总摄取量应低于300毫克。含胆固醇较多的食物有鸡肉、鸭肉、猪肉、牛肉、羊肉。

（2）控制总热量

控制饮食的热量，旨在达到和维持理想体重。所谓理想体重，通常是以“体重指数”表示的。体重指数（BMI）=体重（千克）/［身高（米）］^{2}。按照亚太地区标准，BMI值小于23为正常，BMI值23～25为超重，BMI值大于等于25为肥胖。对于较肥胖的高脂血症患者，每周降低体重0.5千克较合适。

（3）摄取低脂肪饮食

尽量少吃含饱和脂肪酸的食物，如肥肉、全脂奶、奶油、猪油、猪肠、牛腩及肉类外皮等。烹饪用油应选择富含不饱和脂肪酸的油，如玉米油、橄榄油和花生油等。不吃或尽量少吃高油点心，如腰果、花生、瓜子、蛋糕、巧克力和冰激凌等。

（4）尽量吃高纤维食物

如各类水果、豆类、燕麦片、木耳、海带、紫菜、菇类、瓜果及蔬菜茎部。

（5）尽量吃低糖食物

以糖类的摄入量占总热量的55%为宜，并尽量减少单糖类的摄入，如蔗糖、果糖和葡萄糖等。

13 痛风并发高血压病应如何调理

痛风患者并发高血压病的发生率超过50%，当痛风患者出现痛风性肾病，造成肾脏损害时，可并发肾性高血压。

痛风并发高血压的患者应在痛风饮食的基础上注意以下几点。

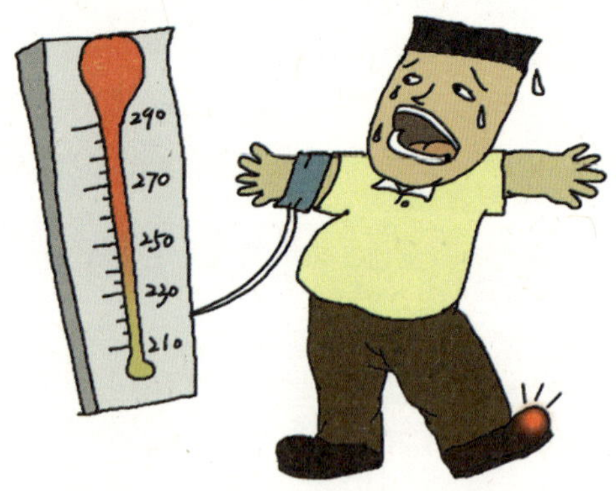

（1）饮食宜清淡

清淡的饮食有利于降低血压，如胡萝卜、芹菜、海带、紫菜、冬瓜、丝瓜、白木耳、食用菌、葵花子、芝麻、核桃、香蕉、柚子、苹果等。

（2）减少钠的摄入量

血液中的钠浓度上升，会导致血液渗透压升高，从而使血压升高。减少钠的摄入，应尽量避免食用腌菜。

（3）增加钙的摄入量

膳食中钙含量较低与高血压病的发生有关，牛奶含钙量较高，每日补充250毫升牛奶即可满足需要。新鲜蔬菜中油菜、芹菜含钙较高，萝卜、木耳等也可补钙。

（4）增加钾的摄入量

膳食中钾的含量与人体血压值成明显的负相关，高钾饮食可以降低血压。含钾丰富的食物主要有新鲜蔬菜、水果、豆类（除黄豆外）。

14 痛风并发肥胖症应如何调理

痛风并发肥胖症患者需要减轻体重，必须将摄入的热量降低到热能消耗水平以下，同时增加运动，以进一步消耗热量，达到并维持理想体重。

痛风并发肥胖症患者的饮食调养应在痛风患者饮食的基础上注意以下几点。

（1）饮食定时定量

每日三餐定时定量、自我控制是防止摄入热量过多的有效办法。每餐定量多少需要根据个人的肥胖程度而定，一旦确定后即应严格执行，执行一段时间后体验效果如何，如有必要，可根据实际情况调整每餐的饮食量。

（2）合理控制热量

对于热量的控制，一定要循序渐进的调整，儿童要考虑到其生长发育的需要，老年人要注意有无并发症的存在。对于正处于发育期的青少年来说，应以强化日常锻炼为主，千万不可盲目控制饮食，以免发生神经性厌食。在低热量饮食中，蛋白质供给量不可过高，食物蛋白质的供给量应占饮食总热量的20%～30%，即每日供给蛋白质50～75克为宜。

（3）饮食清淡

食盐能潴留水分，使体重增加，因而要限制食盐的摄入。另外，烹饪菜肴时要以植物油为主，少吃动物油，还要控制用油量，烹调中，每日用油量在20克以下。

（4）限制糖类

糖类供给占总热量的40%～50%为宜。含单糖的食品，如蔗糖、麦芽糖、果糖、蜜饯以及甜点心等，应尽量少吃或不吃，纤维含量多的食物均可适当食用。

（5）限制脂肪

过多的摄入脂肪可引起酮症，加重痛风和高尿酸血症。

（6）注意补充维生素、无机盐和膳食纤维

蔬菜和水果不仅含热量低，而且富含维生素、无机盐和膳食纤维，是肥胖者较为理想的食物。在水果蔬菜淡季时，可多吃粗粮及海洋蔬菜，如海带、海藻等。

15 痛风并发冠心病应如何调理

与相同年龄的非痛风病患者相比，痛风患者并发冠心病的概率约为非痛风患者的 2 倍。坚持遵守健康的饮食原则，可显著降低冠心病的发病率。

痛风并发冠心病患者的饮食调养应在痛风患者饮食的基础上注意以下几点。

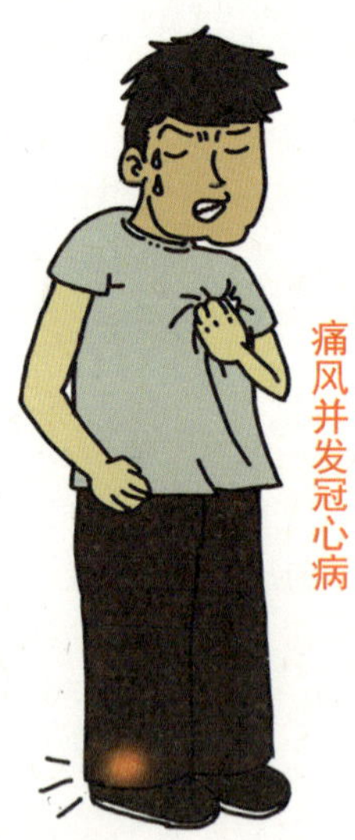

（1）控制总热量

糖类的摄入量在总热量中所占的比例应控制在 60%~70%。应选用多糖类食物，如食物纤维、果胶、谷固醇等，少吃或不吃简单的糖类食物，如蔗糖或葡萄糖，以降低体内胆固醇。肥胖者应限制主食，多吃些粗粮、蔬菜、水果等含植物纤维高的食物，对防治高脂血症、冠心病均有益处。

（2）饮食宜清淡

痛风并发冠心病患者每日摄入食盐量应控制在 5 克以下。饮食清淡，少食多餐，可有效预防冠心病的发生。

（3）控制脂肪的摄入量

饮食中的脂肪总量是影响血中胆固醇浓度的主要因素，因此，脂肪的过量摄入是冠心病发生的重要诱因。富含脂肪的食物有肉类、蛋类、奶类、食用油等。

（4）限制胆固醇的摄入

高胆固醇是诱发冠心病的重要因素，如果不限制饮食中胆固醇的含量，不但会加重冠心病症状，还会诱发其他疾病。

（5）补充足够的维生素

蔬菜和水果是冠心病患者饮食中不可缺少的食物。绿色蔬菜中含有较多的胡萝卜素，它具有抗氧化作用。水果中富含的维生素 C 能够影响心肌代谢，增加血管韧性及弹性，大剂量维生素 C 还可使胆固醇氧化为胆酸排出体外。

（6）摄取充足的矿物质

冠心病患者应多吃含镁、铬、锌、钙、硒等矿物质元素的食物。镁可以影响血脂代谢和血栓形成的过程，防止血小板聚集，含镁丰富的食品有小米、玉米、豆类、豆制品、枸杞子、桂圆等。硒能够增加胆固醇的分解和排泄，含硒丰富的食品有全谷类、酵母、牛肉、动物肝脏、干酪等，补硒能够抗动脉粥样硬化，降低全血黏度、血浆黏度，增加冠状动脉血流量，减少心肌的损伤。

16 痛风并发糖尿病应如何调理

痛风患者常并发糖尿病，因为痛风与糖尿病同属代谢性疾病，其发生均与体内糖类、脂肪、蛋白质等的代谢有关。

痛风并发糖尿病患者的饮食调养应在痛风患者饮食的基础上注意以下几点。

（1）限制糖类食物

在主食的选择上应该做到粗细搭配，粗粮与细粮的比例可根据病情的变化而不断地调整。例如，当痛风病情较稳定、血尿酸基本正常，但糖尿病控制不佳、血糖较高时，粗粮的比例应当提高；反之，细粮的比例应当提高。在此基础上，应避免饮用含糖饮料，并忌食含糖的副食。

（2）控制蛋白质

蛋白质的摄入量控制在总热量的15%为宜，且其中至少应有30%为动物性蛋白。儿童患者的蛋白质需要量为每日每千克体重2克左右。并发糖尿病肾病而无氮质潴留者，尿蛋白丢失多，应适当增加蛋白质的摄入量；伴有肝、肾衰竭者，则需要减少蛋白质的摄入量。

（3）限制膳食中的脂肪含量

控制脂肪能够延缓甚至防止糖尿病并发症的发生与发展。在烹调菜肴时，应限制饱和脂肪酸的脂肪，如牛油、猪油、羊油、奶油等，可用植物油，如芝麻油、菜籽油等不饱和脂肪酸的油脂。

（4）控制总热量

摄入的热量以能够保持正常体重或略低于理想体重为宜。肥胖者必须控制热量的摄入，消瘦者可适当增加热量，达到增加体重的目的。

（5）适当增加高纤维食物

膳食纤维可增加糖尿病患者的胰岛素敏感性，有降低空腹血糖、餐后血糖和改善糖耐量的作用，高纤维饮食能预防动脉硬化和心脑血管病。糖尿病患者应适当增加富含膳食纤维食物的供给量，如粗粮、果胶、坚果、蔬菜等。

（6）供给足量的维生素和无机盐

病情控制不好的患者，易并发感染或产生酮症酸中毒，因此要注意补充维生素和无机盐，尤其是当 B 族维生素消耗过多时，应补充维生素制剂，以改善神经症状，但不可吃盐过多，每日食盐摄入量要控制在 5 克以下。

17 痛风并发肾病应如何调理

饮食调养是治疗肾脏疾病的重要手段之一。合理的饮食调养，可缓解肾病的症状，控制病情的发展，从而达到促进康复、延长生命的目的。

对于痛风并发肾病的患者，饮食调养应在痛风患者饮食基础上注意以下几点。

（1）限制蛋白质的摄取量

蛋白质摄入太多，在体内代谢后，产生的含氮废物也多，排泄时就会增加肾脏负担。如果尿量很少，这些废物排泄不出去，就会在体内积存，从而引起一系列中毒症状。因此，饮食中应避免食用含蛋白质丰富的食品，如肉类、蛋类和豆制品，当病情好转时，才可逐渐增加蛋白质的摄入量。

（2）多食清淡且有利尿作用的食品

此类食品有鲤鱼、鲫鱼、西瓜、冬瓜、绿豆、赤小豆等。

（3）限制食盐和水分

有严重水肿、高血压、少尿的患者，应吃无盐饮食。每日进入体内的水分不宜超过1200 毫升，同时忌食咸菜、酱菜、咸蛋、酱豆腐、榨菜等含钠多的食品，如水肿消退、血压下降、尿量增多，可改为少盐饮食，每日食盐限制在2~3克。

（4）多食含丰富维生素的食品

新鲜蔬菜和水果是碱性食物，既能供给多种维生素，还能促进肾脏功能恢复。

（5）控制膳食脂肪

减少动物脂肪的摄取，并少食用富含胆固醇的食物，如蛋白、肥肉、动物内脏等，对防治高血压有重要意义。